Manuel Martínez Lavín

Fibromialgia
El dolor incomprendido

punto de lectura

FIBROMIALGIA. EL DOLOR INCOMPRENDIDO
D.R.© Manuel Martínez Lavín, 2008

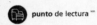
punto de lectura ᴹᴿ

De esta edición:

D.R. © Santillana Ediciones Generales, SA de CV, 2009
Av. Río Mixcoac 274, Col. Acacias
CP 03240, México, D.F.
Teléfono: 54-20-75-30
www.puntodelectura.com/mx

Primera edición: abril de 2013

ISBN: 978-607-11-2577-4

Diseño de cubierta: Punto de Lectura
Ilustraciones: Francisca Osornio

Impreso en México

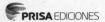
PRISA EDICIONES

MANUEL MARTÍNEZ LAVÍN

Fibromialgia
El dolor incomprendido

ÍNDICE

Para Mún. Por haberme llenado la vida de colores.

CAPÍTULO I

La epidemia dolorosa del siglo XXI

Imagina que amaneces con la sensación de que fuiste duramente apaleada. La noche la pasaste en vela. Te levantas entumida, con intenso dolor en todo el cuerpo; empiezas el día agotada y aturdida. El dolor difuso y el cansancio persisten durante toda la jornada.

Ahora imagina que esto te sucede todos los días, todas las noches, todos los meses. Dolor, cansancio e insomnio. Ya visitaste a varios médicos y te sometiste a múltiples estudios y tratamientos. No encontraste mejoría, ni diagnóstico satisfactorio. La falta de respuestas a lo que te sucede te angustia y también deteriora las relaciones con tu familia. Todo esto, obviamente, estropea la calidad de tu vida.

Si puedes imaginar esta insoportable situación, entenderás el sufrimiento de las personas con fibromialgia. Pero si estos síntomas no los imaginas, sino los sufres en carne propia, es probable que padezcas esta enfermedad. En cualquiera de las dos circunstancias, la lectura de este libro te ayudará a entender esta epidemia dolorosa del siglo XXI. La información aquí presentada intenta paliar, de alguna manera, el profundo desconocimiento en torno a la fibromialgia, con la esperanza de que la multitud de personas que la padecen no tengan que soportar, además del dolor físico, el dolor de la incomprensión y la frustración por la falta de un diagnóstico concluyente.

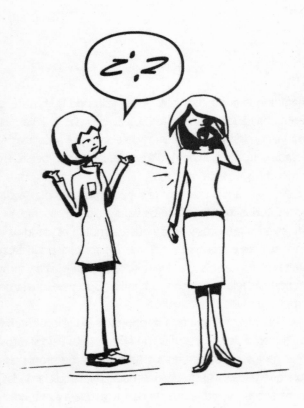

En este libro se explica qué es la fibromialgia, cuáles son las molestias que causa, cómo se puede diagnosticar y cuál es su tratamiento actual. El objetivo es también discutir los intrincados mecanismos que desatan y mantienen la enfermedad. Por las características peculiares de ésta, es necesario abordar además temas novedosos, como las ciencias de la complejidad. También se discuten con objetividad tópicos controversiales como el efecto placebo, la medicina complementaria y la charlatanería. Todo esto, en un lenguaje accesible a los pacientes y sus familiares, alejado de tecnicismos y jerga médica. En la discusión de los mecanismos que desatan la fibromialgia hay algo —o mucho— de sesgo, que enfatiza las investigaciones generadas en el Instituto Nacional de Cardiología Ignacio Chávez. Esto debe considerarse como una reacción natural de un investigador que está fascinado y obsesionado con sus descubrimientos. Hay que advertir, sin embargo, que, como veremos más adelante, las conclusiones de las indagaciones científicas son necesariamente imparciales y que nuestros resultados iniciales ya han sido corroborados por investigadores de otras latitudes. Es importante recalcar asimismo que nuestros hallazgos de ninguna manera se contraponen al cúmulo de evidencias nacientes generadas en diversas partes del mundo. Todo lo contrario, parecen cohesionarlas, y contribuyen a una explicación *holista* al problema de esta patología.

Debido a la especial incidencia de la fibromialgia entre las mujeres, se utilizará el artículo femenino *la(s)* cuando se hable de pacientes. No obstante, la mayoría de los conceptos son aplicables también a *los* pacientes. Las personas que después de leer este libro piensen que ellas o algún ser próximo pudiesen tener esta enfermedad, de ninguna manera deben autodiagnosticarse (como se verá, el diagnóstico no es sencillo), y menos aún automedicarse. Es fundamental que acudan a un médico familiarizado con este padecimiento, para que defina bien su situación.

Este libro no sólo se dirige a las pacientes con fibromialgia y a sus familiares, sino también a los médicos. Aunque se utiliza en la redacción un lenguaje sencillo, las discusiones intentan ser profundas, actualizadas y detalladas. Las afirmaciones están basadas en estudios científicos. Incluso, al final del libro, se añaden las referencias bibliográficas, para que los médicos interesados conozcan las fuentes científicas originales.

Los lectores profanos en la materia podrán sentir que ciertas secciones, en especial aquellas donde se explican los mecanismos de desarrollo de la fibromialgia, son complicadas. Para remediar esta posible dificultad, al final de cada capítulo se resume en una cápsula el contenido fundamental del mismo.

EN SÍNTESIS

La fibromialgia es un padecimiento complejo, desconocido o mal entendido por la mayoría de los médicos y por la sociedad en general.

Esta ignorancia conduce inevitablemente a un maltrato persistente hacia la multitud de personas que la padecen.

Investigaciones recientes parecen haber encontrado una explicación lógica para las múltiples manifestaciones de la enfermedad.

Este libro intenta paliar la desinformación alrededor de la fibromialgia.

Definición

La fibromialgia es una enfermedad compleja muy común. Se calcula que afecta de 2 a 4 por ciento de la población en general. La gran mayoría de los afectados (entre 80 y 90 por ciento) son mujeres. La variación de edad inicio es muy amplia, abarca desde la preadolescencia hasta la vejez.

Dos características definen la enfermedad:

1. Dolor crónico generalizado. A estas personas les duele todo el cuerpo, les duele mucho y les duele de manera persistente.

2. Sensibilidad exagerada a la presión en determinadas zonas del cuerpo.

Como veremos más adelante, estas dos características definitorias se acompañan siempre de otras molestias diversas.

Historia

El término *reumatismo* proviene del griego *reuma*, que significa "humor" o "sustancia". Los antiguos creían que los dolores reumáticos eran provocados por una sustancia que se originaba en la cabeza y que, al caer en los músculos y en las articulaciones, causaba dolor. A dicha sustancia se le denominó, tiempo después, *catarro*. En el siglo xviii se estableció que el reumatismo no representaba una sola enfermedad, sino que el dolor en los músculos podía ser la manifestación de múltiples padecimientos. Asimismo, se fijó el término *artritis* para denominar aquellos padecimientos reumáticos que provocaban inflamación de las articulaciones. En aquel entonces se empezaron a reconocer entidades reumáticas específicas, como la fiebre reumática, la artritis reumatoide y la gota, entre otras.

En el siglo xix se encontró que existía una forma de reumatismo muscular no deformante, en la cual el dolor se acompañaba de hipersensibilidad al palpar ciertas zonas donde se localizaba el tejido fibroso de los músculos. Al presionar estos puntos, el dolor se irradiaba a zonas circunvecinas. A principios del siglo xx se acuñó el término *fibrositis* (que literalmente significa "inflamación del tejido fibroso") para diagnosticar a las pacientes que tenían dolor muscular difuso e hipersensibilidad en ciertos puntos anatómicos. En aquellos años se pensaba que la causa del dolor radicaba en una inflamación bien localizada dentro de los músculos y tejidos fibrosos. Sin embargo, esta teoría no se corroboró, ya que las biopsias de los sitios musculares doloridos no mostraron datos de inflamación. Los médicos no encontraban explicación ni diagnóstico adecuado para un grupo creciente de pacientes que acudían a consultarlos aquejados de molestias musculares difusas. Este fenómeno fue particularmente notorio durante la Segunda Guerra Mundial, cuando muchos soldados sufrieron de estos síntomas. Al no hallar una explicación adecuada, algunos médicos diagnosticaban a los pacientes como portadores de un *reumatismo psicógeno.*

La era científica en el conocimiento de la fibromialgia comenzó en la década de los setenta del siglo pasado. Como reconocimiento a la ausencia de fenómenos inflamatorios, se cambió el término *fibrositis* (que, como ya hemos dicho, significa "inflamación del tejido fibroso") por *fibromialgia* ("dolor en músculos y tejidos fibrosos"). Sin embargo, no existían criterios diagnósticos precisos que permitieran definir mejor la enfermedad y diferenciarla de otros padecimientos reumáticos. Esta situación era una rémora en el avance del conocimiento de la enfermedad. Un adelanto importante en el conocimiento de la fibromialgia se dio en 1990, con la publicación de los criterios de clasificación promulgados por el Colegio Americano de Reumatología. Es importante recordar cómo se definieron los criterios. Un grupo de expertos de Estados Unidos y de Canadá recabaron información detallada de las alteraciones que manifestaba un grupo grande de pacientes con fibromialgia (293 casos) y la contrastaron con las alteraciones presentadas por otro grupo de pacientes que tenían otras enfermedades reumáticas susceptibles de ser confundidas con fibromialgia (265 casos). Se hicieron cálculos estadísticos precisos. El resultado fue que había dos manifestaciones mayores que podríamos considerar definitorias de la fibromialgia:

1. Dolor difuso crónico en los cuatro cuadrantes del cuerpo.
2. Sensibilidad exagerada a la palpación en los sitios anatómicos específicos.

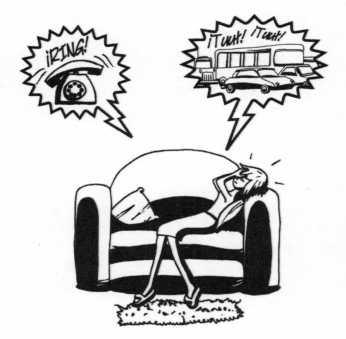

Conviene enfatizar que éstos son criterios de clasificación que sirven para uniformar los estudios científicos. Cuando hablamos de un paciente particular no se puede ser tan rígido. Por otro lado, el examen estadístico del estudio del Colegio Americano de Reumatología permite identificar otras características distintivas de la fibromialgia, que son:

- Fatiga que no mejora con el reposo.
- Alteraciones del sueño.
- Entumecimiento difuso del cuerpo por las mañanas.
- Hormigueo o calambres en brazos y piernas.

- Dolor de cabeza.
- Intestino irritable.
- Fenómeno de Raynaud (el cual se explica más adelante).
- Ansiedad o depresión.

Todos estos síntomas son más frecuentes en personas que sufren fibromialgia, al compararlas con personas que padecen enfermedades reumáticas similares.

Recientemente, se han reconocido otras molestias que pueden estar asociadas a la fibromialgia, tales como el crispamiento de la mandíbula con dolor durante la noche (el llamado *síndrome témporo-maxilar*) y la cistitis no infecciosa. En el capítulo VIII se analizan con detalle todas estas alteraciones.

Desde que se promulgaron los criterios diagnósticos de esta patología hasta la fecha, hemos asistido a una verdadera explosión en el número de investigaciones científicas sobre la fibromialgia provenientes de diferentes países, lo que se ha traducido en un notorio avance en el conocimiento de sus mecanismos.

Otro hito importante en su historia han sido los estudios epidemiológicos realizados en diversas partes del mundo, los cuales han concluido que el padecimiento es muy frecuente, ya que lo sufre aproximadamente entre 2 y 4 por ciento de la población en general. Y de ese porcentaje 80 y 90 por ciento de los afectados son, como indicábamos arriba, mujeres.

EN SÍNTESIS

La fibromialgia es un padecimiento complejo muy frecuente.

Afecta predominantemente a mujeres.

Se caracteriza por dolor en diversas partes del cuerpo, cansancio que no mejora con el reposo, insomnio, hormigueo o calambres en brazos o piernas e hipersensibilidad a la presión en diferentes áreas del cuerpo.

CAPÍTULO III

EL DOLOR, LA CAUSA MÁS FRECUENTE DE CONSULTA MÉDICA

La manifestación principal de la fibromialgia es el dolor. Por eso es fundamental, en primer lugar, definirlo, para después hablar sobre los diferentes tipos de dolor y exponer cuáles son los mecanismos que nos hacen sentirlo.

Prácticamente todos los seres humanos hemos experimentado dolor en algún momento de nuestras vidas; por tanto, sabemos bien qué es. Sin embargo, es más difícil intentar definirlo con palabras, ya que se trata de una sensación subjetiva y privada. La definición más aceptada del dolor es la sugerida por la Asociación Internacional para el Estudio del Dolor, a saber: "una sensación desagradable acompañada por una emoción, que se percibe como un daño a nuestro cuerpo". En esta definición conviene destacar tres aspectos:

1. No sólo sentimos el dolor, sino que, de inmediato, nos nace el deseo de buscar su causa para eliminarlo.
2. Asociamos el dolor con un daño a nuestro cuerpo (por ejemplo, el dolor de muelas, el de una fractura de hueso o el de una quemadura).

3. La sensación dolorosa se acompaña de una reacción emocional negativa, que las personas frecuentemente expresan en forma de gesticulaciones que pueden llegar al llanto. Hay que resaltar el hecho de que el componente emocional ya está explícito en la definición del dolor.

Cuando se inflige un daño a nuestro organismo, la sensación dolorosa se transmite a través de nervios periféricos específicos hacia la médula espinal, una central nerviosa que corre por dentro de la columna vertebral. En la médula espinal se establecen interconexiones que podrían definirse como estaciones de relevo y de modulación. Dichas estaciones se encuentran en unos ganglios ubicados en las raíces posteriores de los troncos nerviosos que nacen de la médula espinal, y también dentro de la médula misma, en sus astas dorsales. En estas localizaciones, se procesa y modula la sensación dolorosa, y se transmite al cerebro. Otros sitios adicionales de modulación del dolor, que también actúan como centrales de alarma, son ciertas partes del tallo cerebral, como el hipotálamo y el tálamo. Estos centros activan de manera automática el sistema de respuesta a la agresión, que está compuesto principalmente por el sistema nervioso autónomo, el cual —como veremos más adelante—, es nuestro sistema principal de regulación interna y de adaptación al medio ambiente. El otro componente del sistema de respuesta al estrés es el eje hormonal que secreta la cortisona interna. Finalmente, el estímulo doloroso llega a la corteza cerebral, en donde la sensación se vuelve consciente y obliga al individuo a poner atención inmediata al estímulo doloroso y a tomar medidas urgentes para intentar eliminar su causa.

Es importante diferenciar el dolor de corta duración (dolor agudo) del dolor de larga duración (dolor crónico). Evidentemente, el dolor agudo es muy útil para el individuo que lo sufre; es una señal de alarma que nos dice que nuestro cuerpo ha sido agredido y, por ende, demanda una respuesta inmediata. El dolor de muelas nos indica que probablemente existe una infección y que debemos acudir al dentista para resolver el problema. El dolor de una fractura nos obliga a inmovilizar la parte afectada y así comienza el proceso de curación. El dolor de una quemadura nos exige de inmediato alejar nuestra mano del fuego.

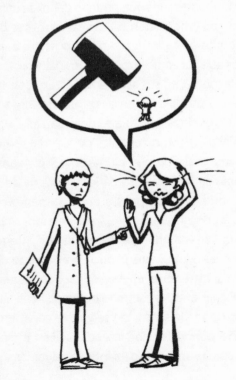

Algo totalmente diferente sucede con el dolor crónico, pues la sensación deja de ser útil para el individuo que la experimenta. Con la cronicidad, el dolor deja de ser solamente una sensación y se puede convertir en una enfermedad. Éste precisamente es el caso de la fibromialgia, la cual, desde un punto de vista filosófico, se puede definir como: "el dolor convertido en enfermedad".

El dolor crónico se divide en dos grandes vertientes:

1. El asociado a un daño persistente en las estructuras del cuerpo (los médicos lo llamamos *dolor nociceptivo)*. Ejemplo de este tipo de dolor es el que aqueja a los pacientes con cáncer o a los pacientes con diversos tipos de artritis. En dichos casos, existe en el cuerpo una inflamación y un daño constante, que las fibras nerviosas están incesantemente transmitiendo al cerebro.

2. En contraste, hay otro tipo de dolor que se debe a una alteración intrínseca de las fibras nerviosas encargadas de transmitir los impulsos dolorosos. A este tipo de dolor se lo denomina *neuropático*. En estos casos, no hay daño en la estructura del cuerpo; sin embargo, los nervios encargados de transmitir dolor están irritados y envían de manera constante señales que el cerebro interpreta como si el cuerpo estuviese inflamado o golpeado. Esta irritación puede suceder en los nervios periféricos o bien en las estaciones de relevo (en los ganglios de las raíces posteriores, en las astas dorsales o en el tálamo).

Los conocimientos recientes han desvelado un fenómeno muy importante que hace que ciertos tipos de dolores crónicos

—en especial, el dolor neuropático— se perpetúen y se intensifiquen. Es el *fenómeno de la resonancia* o *del agrandamiento (wind-up,* en inglés). Esta expresión se debe a una sensibilización anormal de las vías del dolor que ocurre principalmente en la médula espinal, las cuales quedan persistentemente irritadas (a este fenómeno se le denomina *sensibilización central de las vías del dolor).* Para explicarlo, ponemos el siguiente ejemplo:

Imaginemos que, de manera intermitente, aplicamos un objeto caliente a nuestra mano. El cerebro registra el estímulo caliente/doloroso también de manera intermitente. Algo distinto sucede en ciertos casos de dolor crónico neuropático en donde exista ya una sensibilización de las vías del dolor. A pesar de que la aplicación del estímulo sea intermitente y de idéntica intensidad, el dolor se siente cada vez más prolongado y, finalmente, llega a ser constante. Por otro lado, el dolor se percibe cada vez más acentuado, aunque el estímulo siga siendo de la misma intensidad y periodicidad. Al llegar a este extremo, aun los estímulos inocuos —como sería el rozar la mano— se sienten dolorosos.

La sensibilización central se lleva a cabo, primordialmente, en la médula espinal, y se debe a que los nervios encargados de transmitir el dolor secretan en exceso sustancias que incitan al dolor, tales como la *sustancia P,* el *glutamato* y el *aspartato.* Hay también una hiperactividad de los denominados *canales de calcio dependientes de voltaje,* que aceptan esta transmisión exagerada. Pero no sólo se producen cambios bioquímicos en la médula espinal, sino también cambios estructurales microscópicos (a este fenómeno se le denomina *neuroplasticidad)* que perpetúan este estado de irritabilidad de manera irreversible. En la sensibilización central existe, además, una acción deficitaria de sustancias que normalmente inhiben la transmisión del dolor, como la *adenosina* y el *ácido gamma-amino-butírico* (GABA).

Otro factor importante que puede influir en la perpetuación del dolor neuropático y en la génesis de la sensibilización central es la participación del sistema nervioso simpático. A este fenómeno se le denomina *dolor mantenido por el sistema simpático*. Como veremos más adelante, la rama simpática es la parte del sistema nervioso autónomo encargada de "acelerar" las funciones del organismo. Trabaja mediante la secreción de adrenalina. En situaciones normales, la adrenalina es incapaz de activar las terminales nerviosas encargadas de transmitir dolor. De hecho, durante los periodos de estrés agudo, cuando hay secreción excesiva de adrenalina, ocurre lo contrario, las personas se vuelven más resistentes al dolor. Sin embargo, algo totalmente diferente sucede después de un fuerte traumatismo físico (y quizás emocional): los nervios encargados de transmitir dolor se tornan sensibles a la acción de la adrenalina. Esto se ha visto de manera muy clara en el modelo animal de dolor crónico. En aquellas ratas que sufren daño en su nervio ciático, la conducción eléctrica a través de las vías dolorosas se incrementa cuando las terminales nerviosas se ponen en contacto con adrenalina. Mas aún, en los ganglios de las raíces posteriores se observa una gemación de terminales simpáticas, de lo que resulta una interconexión anormal entre el sistema simpático que produce adrenalina y las vías dolorosas. Nosotros proponemos que esta alteración situada en los ganglios de las raíces posteriores de la médula espinal es fundamental en la persistencia del dolor fibromiálgico.

Reiteramos: el dolor crónico constituye una situación tan compleja, que deja de ser solamente un síntoma y se convierte en una verdadera enfermedad. El ejemplo más diáfano de esta mutación es la fibromialgia.

EN SÍNTESIS

El dolor es una sensación desagradable que advierte que hay una agresión al cuerpo.

El dolor de corta duración (dolor agudo) es útil para el individuo que lo sufre, en contraste con el dolor persistente (crónico), que pierde su utilidad y se puede convertir en enfermedad. Es el caso de la fibromialgia.

El dolor crónico inevitablemente provoca cambios emocionales negativos.

El dolor persistente puede ser causado por una irritación constante de los nervios encargados de transmitir los impulsos dolorosos sin que exista daño en el cuerpo. A este fenómeno se lo conoce como *dolor neuropático*.

En los casos de dolor neuropático, se pueden desarrollar conexiones anormales entre el sistema nervioso simpático y las vías dolorosas. En tales circunstancias, la adrenalina empeora el dolor.

CAPÍTULO IV

EL EFECTO PLACEBO

Cuando hablamos de dolor crónico hay que discutir también el efecto benéfico que puede tener sobre este síntoma la ingestión de pastillas o la inyección de sustancias que no contienen principio activo alguno. A dichas sustancias inertes se les denomina *placebo*, y a la acción benéfica, *efecto placebo*. La acción benéfica se deriva de la convicción, por parte del paciente, de que la sustancia ingerida va a paliar el dolor.

El efecto placebo es muy común; se calcula que aproximadamente la tercera parte de las personas que ingieren una sustancia inactiva tienen mejoría de su dolor en mayor o menor grado, si creen que la sustancia las va a ayudar. Este efecto se observa en diversas clases de dolor, desde el producido después de una extracción dentaria hasta aquel que acompaña a diferentes tipos de artritis o cáncer. El efecto placebo se multiplica cuanto más aparatosa sea la intervención terapéutica. La cirugía, con sus notorios estigmas, las suturas y las cicatrices, ejerce un poderoso efecto placebo. Un buen ejemplo de este fenómeno se encuentra en el famoso estudio controlado de cirugía artroscópica de rodilla (una de las intervenciones qui-

·rúrgicas más comunes para el dolor artrítico de rodilla) publicado en la prestigiosa revista científica *New England Journal of Medicine* en el año 2002. De los 180 pacientes que participaron, a un subgrupo lo sometieron, sin que lo supiera, a una operación simulada (solamente los sedaron, les practicaron una incisión y se la suturaron); los que se sometieron a la verdadera operación sintieron tanto alivio en el dolor como aquellos a los que se les practicó la falsa intervención. En algunos de estos últimos casos, la mejoría del dolor y de la movilidad duró hasta dos años.

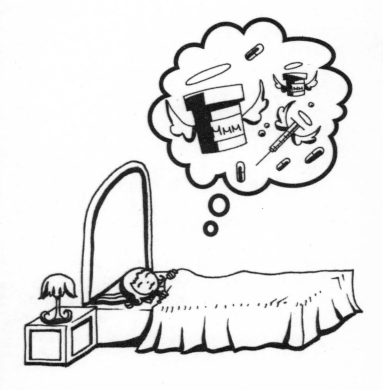

31

Debido a lo común del efecto placebo, ahora todos los estudios científicos serios en donde se investigue si un medicamento es efectivo para el dolor deben incluir un grupo de control que, supuestamente, tome la misma píldora o se inyecte idéntica sustancia, pero que carezca de cualquier principio activo. Dicho en otras palabras, para que un analgésico sea realmente eficaz, debe mejorar a más de 30 por ciento de los sujetos que lo consumen.

La buena relación médico-paciente también tiene efecto placebo. Se ha comprobado que el hecho de explicarle al paciente cuál es el diagnóstico mejora los síntomas, en contraste con lo que sucede cuando el paciente es informado de que el doctor no está seguro de la causa de su enfermedad.

Hay que enfatizar ciertas características del efecto placebo:

- No es un efecto que necesariamente dure poco tiempo; puede durar meses e incluso años.
- La acción benéfica la sienten cualquier tipo de personas, no únicamente las "sugestionables". Es un efecto real en donde se libera la "farmacia interna" de nuestro organismo, principalmente los poderosos analgésicos internos denominados *endorfinas*. Hay que desechar la idea de que es "pura imaginación". Si se dan sustancias para bloquear las endorfinas, el efecto placebo no se produce. Además no hay que confundir efecto placebo con no hacer nada. Por otro lado, el efecto placebo aumenta y complementa el efecto de los medicamentos; por tanto, se puede convertir en una efectiva arma terapéutica.

Tanto pacientes como médicos deben echar mano de los potentes analgésicos que contiene esta farmacia interna. Esto se puede lograr con una buena relación médico-paciente, en donde exista entendimiento y confianza mutua.

Aparte del efecto placebo, hay otras razones naturales para que una persona con dolor crónico mejore al ingerir cualquier sustancia: la primera es la trayectoria normal del padecimiento, que ya de por sí se encuentra en vías de la mejoría; la otra es la tendencia matemática denominada *regresión hacia la media*. Esto último quiere decir que en las etapas de exacerbación de los padecimientos (que es cuando se toman los medicamentos), hay una tendencia natural a regresar al estado original de las molestias.

33

EN SÍNTESIS

Se denomina *efecto placebo* a la acción benéfica que pueden tener sobre el dolor la ingestión de pastillas o la inyección de sustancias que no contienen principio activo alguno.

La convicción de que cierto tratamiento va a ser benéfico libera la "farmacia interna" del cuerpo, que contiene los potentes analgésicos llamados *endorfinas*.

El efecto placebo es real. También se obtiene mediante una buena relación médico-paciente.

CAPÍTULO V
NUESTRO PRINCIPAL SISTEMA DE REGULACIÓN INTERNA Y DE ADAPTACIÓN AL MEDIO AMBIENTE: EL SISTEMA NERVIOSO AUTÓNOMO

Es pasmosa la capacidad que tienen los animales, incluyendo los seres humanos, para adaptarse a los constantes cambios del medio ambiente. Por ejemplo, ante el frío, los poros de la piel se cierran de inmediato para mantener constante la temperatura del cuerpo. Si el frío es intenso viene el titiritar, con sacudidas musculares involuntarias, para generar calor y preservar la temperatura interna. En contraste, si el medio ambiente es demasiado caluroso, aparece la sudoración, para mantener la estabilidad interna. La respuesta ante los cambios de temperatura es solamente un ejemplo del maravilloso desempeño de nuestro principal sistema de regulación interna y de adaptación al medio ambiente: *el sistema nervioso autónomo*. En vista de que la desregulación de dicho sistema nervioso autónomo parece jugar un papel primordial en el desarrollo de la fibromialgia, describimos en este capítulo las características de este aparato fundamental para la salud de los seres humanos.

¿Qué es el sistema nervioso autónomo?

El sistema nervioso autónomo es una intrincada red nerviosa que nace en la base del cerebro y recorre el cuerpo. Influye en el funcionamiento de todos los órganos internos. El adjetivo *autónomo* denota el hecho de que su trabajo es ajeno a nuestra voluntad, ya que trabaja por debajo del nivel de conciencia. Está encargado de conservar en armonía los parámetros que mantienen la vida (como son la presión arterial, la frecuencia del pulso, la respiración y la temperatura), razón por la cual se les denomina *signos vitales*. Además, el sistema nervioso autónomo armoniza el funcionamiento de prácticamente todos los órganos internos, como el corazón, el pulmón, el intestino, la vejiga, entre muchos otros. Dicho sistema es también el encargado de responder al *estrés*. Entiéndase como estrés (o agente estresante) cualquier estímulo, ya sea físico —una quemadura, un infarto al corazón— o emocional —un susto, un enfado—, que intente alterar el equilibrio de nuestro organismo. Como analizaremos más adelante, al término *estrés* hay que privarlo de su connotación puramente psicológica.

El sistema nervioso autónomo trabaja en estrecha colaboración con el sistema endocrino —responsable de la producción de hormonas—, en especial con el eje de la cortisona. También mantiene una importante relación con el sistema inmunológico.

El centro del funcionamiento del sistema nervioso autónomo está localizado en el tallo cerebral y en las zonas del cerebro denominadas hipotálamo y tálamo. El sistema tiene dos ramas. Una, que podríamos denominar *aceleradora*, que es el sistema nervioso simpático, y que se ocupa de poner a todo el cuerpo en estado de alerta, "listo para la pelea o la huida". El sistema simpático trabaja mediante la secreción de la adrenalina y sus congéneres.

La adrenalina es una hormona producida en la parte interna de las glándulas suprarrenales. Se conoce también como *epinefrina*. Por su fórmula química, pertenece al grupo de sustancias denominadas *catecolaminas*. En este grupo se encuentran la *norepinefrina* y la *dopamina*. De hecho, estas dos últimas son los verdaderos neurotransmisores simpáticos. Sin embargo, para evitar confusiones, en este libro se agrupará este conjunto de sustancias bajo el término genérico y popular de *adrenalina*.

Como contrapartida de la rama simpática se encuentra la rama parasimpática, que tiene acciones antagónicas, ya que favorece el sueño y la digestión. Esta rama trabaja predominantemente mediante la secreción de *acetilcolina*. Ambas ramas funcionan como el *yin* y el *yang*: si hay elevación del tono simpático, se produce, como consecuencia natural, disminución del parasimpático.

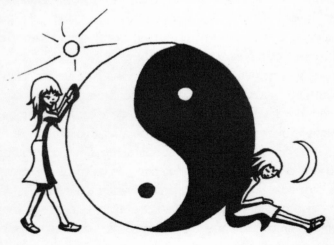

El sistema autónomo tiene un *ritmo circadiano*. Esto quiere decir que la actividad de las dos ramas sigue los ciclos día/noche. Durante el día, predomina la actividad simpática, lo que permite al sujeto estar activo y listo para reaccionar ante las demandas físicas e intelectuales cotidianas. En cambio, durante la noche predomina la actividad parasimpática, que favorece el sueño y el descanso reparador. Estos ciclos día/noche también son seguidos por el sistema endocrino, que produce hormonas (principalmente cortisol y melatonina).

La preservación de un ritmo circadiano armónico es fundamental en el mantenimiento de la salud de los animales y de los humanos. Durante miles de años, los ciclos día/noche estaban acompasados con los estímulos externos correspondientes: luz, ruido y actividad, durante el día; oscuridad, silencio y descanso, por la noche. El proceso de industrialización ha cambiado radicalmente estos ciclos armónicos. Ahora, al llegar la noche prosiguen la luz, el ruido y la actividad. Esta alteración necesariamente impacta de manera negativa en el equilibrio funcional de los seres vivos.

El sistema autónomo tiene interconexiones con la corteza cerebral y, por ende, con la conciencia. Entonces, las emociones (la ira, el miedo, el susto) se traducen en respuestas biológicas (la palidez, la taquicardia, la dilatación de las pupilas) precisamente mediante la activación simpática. El sistema nervioso autónomo es la interfaz entre la mente y el cuerpo. Dicho sistema autónomo también interactúa con el sistema inmune, que es el responsable de rechazar infecciones.

El sistema nervioso autónomo tiene una respuesta instantánea y está encargado de funciones tan elementales como evitar que nos desmayemos al ponernos de pie. Cuando nos erguimos, la fuerza de la gravedad tiende a disminuir la irrigación sanguínea del cerebro, ya que por simple gravedad la sangre se acumularía en las venas de las piernas. Para evitar este descenso de la presión arterial en la cabeza, al ponernos de pie el sistema simpático produce adrenalina de manera instantánea; entonces, el corazón se acelera un poco y los vasos sanguíneos se contraen otro poco. Esta reacción inmediata da como resultado que la irrigación cerebral se mantenga a pesar de la fuerza de la gravedad.

Las ramas simpáticas viajan desde el tallo cerebral a lo largo de la columna vertebral, y de allí se extienden a todos los órganos del tórax y del abdomen, en especial hacia el corazón y a las glándulas suprarrenales. Estas últimas son una importante reserva de adrenalina. Desde luego, el sistema simpático también actúa sobre las cuatro extremidades del cuerpo. La rama parasimpática está representada primordialmente por el nervio vago, que inerva el corazón y los intestinos.

El sistema nervioso autónomo es la representación biológica del *yin-yang* de la filosofía oriental. El *yin-yang* une a los opuestos de manera armónica: el frío con el calor, la luz con la sombra, lo femenino con lo masculino, el día con la noche, lo suave con lo duro, lo húmedo con lo seco. Son opuestos, pero al mismo tiempo interdependientes, dinámicos y armónicos; el *yin* se convierte en *yang,* y viceversa. No se puede concebir el *yin* sin el *yang;* juntos forman el *tao.*

EN SÍNTESIS

Los seres vivos disponemos de un *yin-yang* interno, que armoniza el funcionamiento de nuestro cuerpo. Se le denomina *sistema nervioso autónomo*.

Mantiene las funciones básicas del organismo, como la presión arterial, la respiración y la digestión, entre muchas otras.

Tiene dos ramas, una "aceleradora", denominada *sistema simpático*, la cual trabaja mediante la producción de adrenalina y pone a todo el cuerpo en estado de alerta. Su antagonista es el *sistema parasimpático*, que favorece la digestión y el sueño.

Las funciones de dicho sistema están acompasadas con los ciclos día/noche.

El sistema nervioso autónomo conecta las funciones de la mente con las del cuerpo.

CAPÍTULO VI

Las manifestaciones de la fibromialgia

Predisposición genética

Hay cierta predisposición genética a desarrollar la fibromialgia, ya que el padecimiento puede afectar a diferentes miembros de una misma familia. Varios grupos de investigadores nos hemos centrado en el estudio de los genes asociados con la función del sistema nervioso autónomo. En particular estudiamos las variaciones del gen que da origen a la enzima encargada de inactivar la adrenalina, la cual se denomina *catecol-O-metil-transferasa* (COMT). Nosotros estudiamos dicho gen por dos razones fundamentales: la primera es que, como se verá más adelante, pensamos que un exceso de adrenalina juega un papel primordial en el desarrollo de la fibromialgia; la segunda razón es que dos grupos independientes de investigadores mostraron que ciertas variaciones específicas en dicho gen producen una enzima "perezosa" que no degrada bien la adrenalina y que, al mismo tiempo, hace que las personas perciban los estímulos dolorosos con mayor intensidad. En otras palabras, las personas que no desalojan adecuadamente la adrenalina de su cuerpo son más susceptibles a estar persistentemente doloridas.

Un grupo de investigadores turcos encontró que las pacientes con fibromialgia tienen con menos frecuencia el tipo de gen COMT asociado a la resistencia al dolor. Nosotros unimos fuerzas con el grupo del médico catalán García Fructuoso e investigamos si en las pacientes con fibromialgia existía esta variación genética de la enzima COMT. Encontramos una fuerte asociación en las mujeres españolas, mientras que en las mexicanas el vínculo fue menor. Estamos ahora investigando otras variaciones genéticas relacionadas con los receptores de la adrenalina.

Hay que enfatizar que las alteraciones genéticas son solamente un factor predisponente, un terreno fértil sobre el cual, si se dan las condiciones favorables (mejor dicho, desfavorables), se puede desarrollar la fibromialgia. La alteración genética de ninguna manera es la causa de esta patología.

Episodios previos

Con alguna frecuencia, las personas con fibromialgia refieren haber sentido molestias vagas muchos años antes del inicio del dolor difuso, como dolor en piernas o en brazos durante la infancia, las cuales fueron interpretadas como "dolores del crecimiento". Otras personas mencionan tendencia al cansancio desde la niñez. Refieren que sus compañeras adolescentes resistían las desveladas y al día siguiente estaban listas para practicar deporte; ellas, en cambio, amanecían "apaleadas", incapaces de seguir el paso de sus amigas.

Factores desencadenantes de la fibromialgia

Es posible que el padecimiento se desencadene después de un incidente bien definido, como puede ser un fuerte traumatismo físico sobre la columna vertebral. Un antecedente frecuente es haber sufrido un "latigazo" en el cuello durante un accidente automovilístico. La historia de traumatismo físico ocurre aproximadamente en la tercera parte de las afectadas.

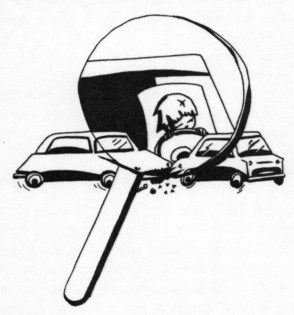

Se ha comprobado que diversos tipos de infecciones también pueden desatar la fibromialgia, como la enfermedad de Lyme, producida por una extraña bacteria llamada *espiroqueta*, y probablemente por diferentes tipos de infecciones virales todavía no bien definidas. Otras circunstancias predisponentes son diversos tipos de traumatismos emocionales como el abuso sexual, la muerte de un ser querido o el divorcio.

Otro antecedente pudiese ser un esfuerzo físico o emocional constante y extenuante, como el que demanda la práctica de un deporte a nivel competitivo, o las severas presiones laborales.

EN SÍNTESIS

Estudios muy recientes muestran que la percepción de la intensidad del dolor está genéticamente codificada.

Los individuos que poseen una enzima (denominada COMT) que degrada eficazmente la adrenalina son resistentes al dolor.

La eficacia de la COMT está determinada por variaciones puntuales del gen que produce la enzima.

Resultados preliminares sugieren que las pacientes con fibromialgia tienen con menos frecuencia el tipo de gen COMT que produce una enzima que degrada la adrenalina de manera eficaz.

En la tercera parte de los casos de fibromialgia, la enfermedad se desencadena después de un fuerte traumatismo físico.

Los traumatismos emocionales y cierto tipo de infecciones también pueden disparar la fibromialgia.

CAPÍTULO VII

LA MOLESTIA PRINCIPAL DEL PADECIMIENTO: EL DOLOR DIFUSO

Todas las pacientes con fibromialgia refieren dolor en grado variable. La mayoría de los casos que acuden al médico tienen dolor intenso. En una escala de 0 a 10 (siendo 0 la ausencia de dolor y 10 el dolor más intenso que un individuo puede experimentar), el promedio del dolor en las pacientes con fibromialgia que acuden al médico es de 7. Aunque la molestia suele ser generalizada en todo el cuerpo, muchas personas la ubican primordialmente en los músculos, los huesos o las articulaciones. El síntoma puede ser más acusado en el cuello, en la parte baja de la espalda o en las piernas.

Hay factores moduladores del dolor; resaltan por su frecuencia: los cambios de clima, los periodos del ciclo menstrual, la calidad de sueño en la noche previa y la tensión emocional. Puede haber lapsos de días o semanas con pocas molestias. Las primeras horas de la mañana pueden ser las más difíciles. La mayoría de las afectadas amanece con la sensación de haber sido "apaleadas".

Una característica importante del dolor fibromiálgico es que se acompaña de sensaciones anormales en las extremidades (los médicos llamamos a estas sensaciones *parestesias),* tales como pinchazos, hormigueo, ardor, quemazón, calambres o molestia al usar ropa ajustada. Las *parestesias* son un dato importante que ayuda a diferenciar el dolor fibromiálgico de aquel presente en otros padecimientos reumáticos.

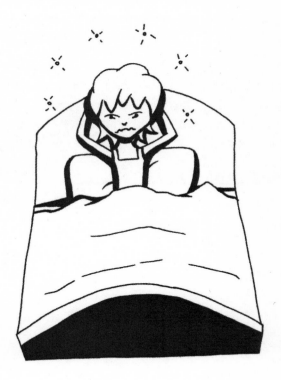

45

Como parte del dolor generalizado, las pacientes también presentan dolor de cabeza. Este dolor puede ser difuso o puede tener características migrañosas. La migraña produce un dolor episódico que en ocasiones viene precedido de un *aura* (ver luces), que afecta frecuentemente un lado de la cabeza, y que se acompaña de náuseas y molestia al ver la luz.

EN SÍNTESIS

El dolor difuso es la manifestación fundamental de la fibromialgia. Se acompaña de sensaciones desagradables, como pinchazos, ardor, quemazón, calambres o dolor de cabeza.

CAPÍTULO VIII

Aparte del dolor crónico, las pacientes manifiestan síntomas variados. Esto no quiere decir que todas las molestias existan en todos los casos, sino que éstas se presentan con más frecuencia en la fibromialgia que en otros tipos de enfermedades reumáticas. La explicación detallada que a continuación se expone de ninguna manera debe ser una fuente de preocupación para las pacientes; la intención es proporcionar una información completa de las posibles manifestaciones que puede presentar el padecimiento.

Fatiga

El cansancio es otra constante en las personas que padecen la enfermedad. Y suele suceder que la fatiga no mejora con el reposo. Las pacientes amanecen tan cansadas o más que como estaban antes de irse a dormir. Por otro lado, la actividad las desgasta. Sienten que "se les acaba la gasolina" o que "se les gasta la batería" en las horas tempranas de la tarde. Como se verá más adelante, existe un solapamiento entre fibromialgia y síndrome de fatiga crónica.

Sueño no reparador

Hay un sueño irritado, con frecuentes sobresaltos o despertares durante la noche. Esta anormalidad ha sido bien registrada por medio de estudios electroencefalográficos, en los cuales se ha visto que las pacientes llegan con más dificultad y duran menos en el estadio iv del sueño. En esta etapa predominan las ondas delta y se genera el sueño profundo reparador, en el cual no hay movimientos oculares rápidos. En el caso de la fibromialgia, el sueño profundo se ve constantemente interrumpido por intrusión de ondas alfa (que traducen sobresaltos y despertares). Se han hecho experimentos en individuos sanos a quienes se les priva de los estadios profundos del sueño por medio de ruidos y sacudidas. A la vuelta de varios días, dichos individuos desarrollan síntomas de fibromialgia.

Niebla mental

Las personas se sienten ofuscadas, con dificultad para concentrarse y para tener un pensamiento claro (lo que se conoce como *fibroniebla*). Se ve afectada la memoria reciente. A las aquejadas les es difícil encontrar las palabras adecuadas, su lenguaje se puede volver más llano. Aquí es importante enfatizar que estos síntomas no representan una manifestación temprana de un proceso demencial del tipo de la enfermedad de Alzheimer.

Sequedad en ojos y boca

Los ojos se sienten irritados y "arenosos". La boca, seca y con ardor. Estas molestias son también características de otra enfermedad reumática, denominada *síndrome de Sjogren*. Sin embargo, como veremos más adelante, en dicha enfermedad la sequedad se acompaña de una inflamación de las glándulas que producen lágrimas y saliva, cosa que no sucede en la fibromialgia.

Palpitaciones con dolores en la zona del corazón

Estos síntomas son una fuente de preocupación para las pacientes, ya que les hace sospechar que pudiesen tener algún padecimiento cardiaco grave. Pueden sentir dolor y pinchazos en la zona del corazón, acompañados de una percepción de fuertes latidos.

Mareos, desmayos

El mareo es un síntoma frecuente; en raras ocasiones evoluciona a un desmayo. Estas alteraciones pueden estar relacionadas con la presión arterial baja que se presenta en algunos casos de fibromialgia. Puede existir también zumbido en los oídos e hipersensibilidad al ruido.

Intestino irritable

Afecta a un número de pacientes comprendido entre 30 y 50 por ciento del total. Se caracteriza por la sensación de distensión del vientre, con cólicos y aumento del gas intestinal. Hay periodos de estreñimiento, o bien, el otro extremo, diarrea. La diarrea se acompaña de urgencia para defecar y de sensación de evacuación intestinal incompleta. Los análisis de la materia fecal no indican infección.

Manos frías y amoratadas

Existe el denominado *fenómeno de Raynaud,* que consiste en una constricción violenta de los vasos sanguíneos de las manos y de los pies como respuesta al frío. El color de los dedos se torna blanco cerúleo ("manos de muerto"), minutos después cambia a color morado y, finalmente, a rojo. Se dijo en un principio que las pacientes con fibromialgia padecían frecuentemente el fenómeno de Raynaud. Esto, en realidad, no es cierto; lo que sucede es que hay una constricción constante de los pequeños vasos sanguíneos y ello explica las manos frías, húmedas y amoratadas.

Síndrome témporo-mandibular

51

Los dentistas están familiarizados con esta entidad. Las pacientes tienen dolor en el área de las mandíbulas, con crispación constante y rechinido de dientes durante la noche (el término médico de esta alteración es *bruxismo).* Hay limitación en la apertura bucal con dificultad en la masticación.

Cistitis no infecciosa

Con frecuencia, las pacientes se tienen que levantar varias veces por la noche a orinar; sin embargo, orinan en poca cantidad. Una vez que aparece la sensación, hay urgencia para ir al baño, y la micción se acompaña de ardor y dolor. Todo esto podría sugerir una infección, pero los cultivos de orina son persistentemente negativos. A este tipo de cistitis no infecciosa se la denomina *cistitis intersticial.*

Dolor vaginal

Hay dolor, ardor y comezón en esta área, que pueden ser constantes o intermitentes. Tampoco aquí se encuentra una causa infecciosa. Si las molestias coinciden con la menstruación, se debe sospechar la posibilidad de endometriosis. Las relaciones sexuales pueden resultar dolorosas.

Endometriosis

La *endometriosis* se produce cuando el tejido que normalmente recubre a la matriz por dentro (el endometrio) se encuentra alojado en otras partes de la pelvis, ya sea en los ovarios, el recto o la vejiga. La endometriosis puede provocar dolor pélvico con calambres durante la menstruación, dolor durante la relación sexual o después de evacuar el intestino. La enfermedad afecta a mujeres jóvenes. Este padecimiento es una causa frecuente de infertilidad. Se ha comprobado que las mujeres con endometriosis sufren con mayor frecuencia de fibromialgia.

Síndrome de piernas inquietas

Es una sensación profundamente desagradable en las piernas, que aparece usualmente durante el reposo y que obliga a la persona que la sufre a levantarse y caminar con el fin de aliviar las molestias. Los síntomas son más pronunciados en la noche. Puede haber también sacudidas involuntarias de las extremidades inferiores. En algunos de estos casos se ha encontrado deficiencia de hierro. Otra característica de este molesto padecimiento es la respuesta favorable a los medicamentos que se utilizan para la enfermedad de Parkinson y que contienen la sustancia L-Dopa. Se acaba de descubrir una variante en el cromosoma 6p21.2 asociada a este síndrome, lo que habla de una clara predisposición genética.

Alteraciones inmunológicas

Las personas con fibromialgia pueden presentar diversos tipos de reacciones alérgicas, ya sea en la piel, con comezón y urticaria, o bien irritación en los ojos o catarros recurrentes. En algunos casos, puede haber infecciones periódicas, primordialmente vaginales, por un hongo denominado *cándida*.

53

Impacto psicológico

La ansiedad es frecuente. Las pacientes se sienten constantemente nerviosas, incapaces de relajarse. A menudo, hay también depresión asociada; sensación de tristeza y desaliento sin que exista una causa específica imputable. No es fácil dilucidar si la ansiedad y la depresión son la causa o el efecto de la fibromialgia. En este sentido, conviene ser pragmáticos y aceptar la realidad. En muchas ocasiones, las personas tienen ansiedad/depresión y este factor, asociado a la enfermedad, merece atención y tratamiento. En algunos casos, la depresión llega a ser grave y necesita tratamiento especializado. Otro problema psicológico que se asocia a la fibromialgia son las crisis de angustia (episodios de miedo incontrolable con la sensación de que algo inmediato y grave le sucederá a la persona).

Alteraciones al examen físico

La intensidad y la variedad de las molestias que relata la paciente contrastan con las pocas anormalidades encontradas en el examen físico. Esto desorienta a muchos médicos no familiarizados con el tema, quienes pueden comentarle a la persona, después de examinarla, "usted no tiene nada". Por algo se llama a la fibromialgia "la enfermedad invisible". Sin embargo, se advierten discretas alteraciones que son importantes en el diagnóstico. La fundamental es la hipersensibilidad a la palpación. De acuerdo con los criterios clásicos, hay hipersensibilidad en ciertos puntos anatómicos bien definidos.

La localización exacta de los 18 puntos de fibromialgia se menciona a continuación. Son 9 puntos de cada lado del cuerpo:

1. *Occipital.* En la parte posterior de la cabeza, a nivel de la inserción de los músculos occipitales.
2. *Cervicales bajos.* A la altura de las apófisis transversas de los cuerpos vertebrales 5 a 7.
3. *Trapecio.* En el punto medio del músculo trapecio.
4. *Supraespinoso.* En el origen del músculo supraespinoso, en el borde superior interno de la escápula.
5. *Segunda costilla.* En la unión de la segunda costilla con el esternón.
6. *Epicóndilo lateral.* En la prominencia ósea del húmero.
7. *Glúteo.* En el cuadrante superior externo del glúteo.
8. *Trocánter mayor.* En el relieve óseo del fémur.
9. *Rodilla.* En el cojinete graso medial.

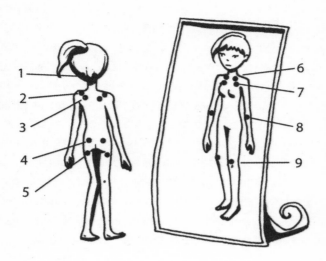

Lo cierto es que estos sitios son únicamente puntos de referencia, ya que se puede despertar dolor al oprimir cualquier parte del cuerpo con una fuerza que normalmente no genera dolor (a esta sensibilidad aumentada se la denomina *alodinia*).

Existen otras alteraciones al examen físico mucho menos frecuentes, pero que tienen relación con la fibromialgia.

Las pacientes pueden tener presión arterial baja. En estos casos, la presión sistólica se sitúa por debajo de 100 milímetros de mercurio.

Hay una alteración que, si bien discreta, es muy importante en el diagnóstico de fibromialgia. Se presenta en un reducido número de casos y se puede percibir en personas con piel blanca. Las venas superficiales de las extremidades toman la apariencia de una red fina que contrasta con la piel. Este fenómeno, denominado *lívido reticular,* es más aparente con el frío, y aunque también se presenta en otras enfermedades (lupus eritematoso y síndrome antifosfolipídico), es muy característico de la fibromialgia.

Hay una relación entre la movilidad excesiva de las articulaciones y la fibromialgia. Esto se ve con más frecuencia en adolescentes. En estos casos, las chicas son capaces de tocar con el dedo pulgar el aspecto anterior del antebrazo o doblar los codos hacia atrás. También pueden, al inclinarse hacia delante, tocar el suelo con toda la palma de las manos sin doblar las rodillas.

Los datos negativos al examen físico son importantes para confirmar el diagnóstico; en especial, la ausencia de datos objetivos de artritis, que pueden contrastar con la sensación de que las articulaciones, sobre todo las de las manos, están hinchadas.

EN SÍNTESIS

Además del dolor difuso, la inmensa mayoría de las pacientes con fibromialgia acusa un cansancio que no mejora con el reposo, insomnio, ansiedad y otras molestias en diversas partes del cuerpo.

El examen físico muestra una sensibilidad exagerada a la presión sobre la piel en múltiples zonas. Con fines de clasificación, se han ubicado 18 puntos anatómicos que son especialmente sensibles cuando se ejerce presión sobre ellos.

En pocas palabras, se puede decir que todos los resultados de los análisis de laboratorio son normales. Éste es otro argumento que utilizan los médicos no familiarizados con la fibromialgia para afirmar que la paciente no tiene nada.

Cuando se estudia a una persona de la que se sospecha que padece esta enfermedad, es importante constatar que ciertos parámetros estén dentro de los límites normales, específicamente la biometría hemática, para descartar que la anemia sea una causa alternativa de la fatiga. También es adecuado verificar que determinadas alteraciones inmunológicas, como el factor reumatoide o los anticuerpos antinucleares, den resultados negativos. Estas alteraciones inmunológicas, en caso de estar presentes, sugerirían el diagnóstico de enfermedades autoinmunes del tipo de la artritis reumatoide, síndrome de Sjogren o lupus eritematoso. Como veremos más adelante, estas patologías se pueden confundir con la fibromialgia. También mencionaremos la importancia de una interpretación cautelosa de la prueba de anticuerpos antinucleares.

Es pertinente verificar que los análisis de la función de la glándula tiroides estén dentro de los límites normales. La disfunción tiroidea (ya sea por exceso o por déficit) es otra causa de fatiga. Asimismo, hay que constatar que las pruebas de laboratorio que reflejan inflamación (en especial, la velocidad de sedimentación globular y la proteína C reactiva) no estén alteradas.

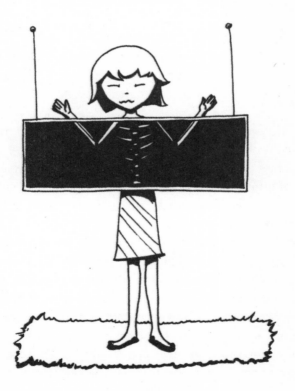

Los estudios radiográficos o de imágenes por resonancia magnética no muestran anormalidades significativas. Sin embargo, aquí puede haber un punto de confusión. Después de los 40 años de edad es habitual que en sujetos normales los estudios muestren algo de desgaste en la columna vertebral o abombamiento de los discos ubicados entre las vértebras, tanto a nivel cervical como lumbar, por lo que no es infrecuente que se caiga en el siguiente sofisma diagnóstico:

La paciente tiene dolor en la región del cuello,
→ las radiografías (o la resonancia magnética) muestran desgas te en esa región,
∴ el dolor se debe al desgaste de la columna cervical.

Un razonamiento equívoco similar se puede generar en los casos con dolor en la parte baja de la espalda. El hecho de que las pacientes con fibromialgia sientan además hormigueo o ardor en las extremidades puede falsamente sugerir que dicho desgaste está comprimiendo las raíces nerviosas, por lo que la paciente puede ser sometida a cirugía de columna cervical o de columna lumbar. Es un hecho bien comprobado que, debido al dolor crónico en diversas partes del cuerpo, las personas con fibromialgia son intervenidas quirúrgicamente con frecuencia y de forma innecesaria. Por ello es fundamental que tanto médicos como pacientes estén familiarizados con la enfermedad. La otra cara de la moneda también puede provocar confusiones, ya que el hecho de tener fibromialgia no hace a la persona inmune frente a otras enfermedades. Por tanto, el médico debe estar alerta a esta última posibilidad e investigar, en caso necesario, la posible presencia de otra enfermedad distinta.

EN SÍNTESIS

No hay una prueba de laboratorio que verifique la presencia de la fibromialgia.

Es pertinente constatar la ausencia de alteraciones que revelen otras causas para el dolor y/o la fatiga.

Las anormalidades radiográficas deben ser interpretadas con cautela, ya que el desgaste de los huesos es un fenómeno común después de los 40 años de edad.

Debido al dolor crónico, las pacientes con fibromialgia son intervenidas quirúrgicamente con frecuencia y de forma innecesaria.

CAPÍTULO X

¿CÓMO SE DIAGNOSTICA LA FIBROMIALGIA?

Reconocer la fibromialgia no es fácil, ya que se puede confundir con muchas otras enfermedades. Existe el llamado *perfil de fibromialgia*, constituido por la presencia de dolor generalizado crónico (de más de tres meses de evolución), fatiga constante, sueño no reparador y parestesias (pinchazos, hormigueo, ardor en brazos o piernas).

Es importante constatar que, aparte del perfil de fibromialgia, existe dolor a la presión en los sitios anatómicos anotados previamente, y que los análisis de laboratorio mencionados anteriormente estén dentro de los parámetros normales. Si se reúnen todos estos criterios, la probabilidad de que el diagnóstico sea fibromialgia es alta.

Para afirmar la presencia de la enfermedad es necesario descartar la posibilidad de otras patologías susceptibles a ser confundidas con ella, como las que se enumeran en el siguiente capítulo.

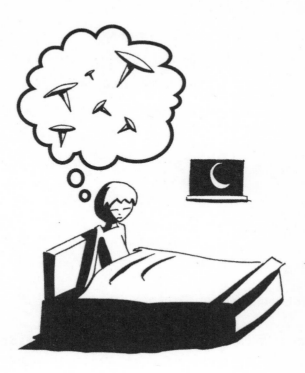

EN SÍNTESIS

El diagnóstico de fibromialgia no es sencillo.

El padecimiento es susceptible a ser confundido con otras múltiples enfermedades.

CAPÍTULO XI

Enfermedades que pueden confundirse con la fibromialgia

Hay un grupo de enfermedades que pueden confundirse con la fibromialgia, ya que también producen dolor generalizado o fatiga profunda.

Artritis reumatoide

Es otra enfermedad reumática frecuente que afecta aproximadamente a 1 por ciento de la población en general y en su mayoría a mujeres. Produce hinchazón de múltiples articulaciones; también entumecimiento generalizado matutino. En 90 por ciento de los casos, los análisis de laboratorio muestran que el factor reumatoide está presente en la sangre. La artritis reumatoide es potencialmente incapacitante. Si no se trata de manera adecuada, puede erosionar lentamente las articulaciones. En la exploración física, un punto fundamental en el diagnóstico diferencial es discernir si existe o no ostensible hinchazón de múltiples articulaciones. Como lo anotamos anteriormente, las personas con fibromialgia a menudo sienten que sus articulaciones, en especial las de las manos, están hinchadas.

Lupus eritematoso

Este padecimiento también afecta preferentemente a mujeres jóvenes. Entra en el grupo de enfermedades *autoinmunes* (esto quiere decir que el sistema inmune encargado de rechazar infecciones está hiperactivo y empieza a atacar a los elementos de su propio organismo, como si fueran extraños). Es, igualmente, una enfermedad con múltiples y variadas manifestaciones. Provoca dolor en las articulaciones, con menos hinchazón de la que se ve en la artritis reumatoide. Hay erupción en la piel, que puede asentarse en las mejillas, en donde toma un aspecto típico como de "alas de mariposa". Las pacientes son sensibles a la luz solar, lo que les provoca irritación en la piel y fiebre. En ciertos casos, puede haber daño en el riñón, el cual se manifiesta con la presencia de proteínas en la orina. A veces inflama las membranas que recubren los pulmones y el corazón. El lupus también produce fatiga constante.

Los análisis de laboratorio pueden mostrar anemia y disminución de un subgrupo de leucocitos, llamado *linfocitos*. La prueba para la sífilis llamada vdrl en ocasiones arroja resultados falsos positivos. La presencia de anticuerpos antinucleares se observa en prácticamente todos los casos, lo que hace que esta prueba sea muy importante para identificar a las pacientes con lupus. Pero aquí hay que hacer una aclaración: ésta es una prueba muy sensible, y ello significa que los anticuerpos antinucleares también pueden estar presentes, aunque con menos intensidad, en otras enfermedades, incluida la fibromialgia, y aun en personas sanas. En el lupus, los anticuerpos antinucleares se observan incluso después de haber diluido el suero de la paciente varias veces; además, se encuentran anticuerpos específicos, denominados *anti-DNA, anti-Sm, anti-Ro/SSA, anti-La/SSB* o *anti-RNP*. En contraste, en la fibromialgia los anticuerpos antinucleares se encuentran sólo en diluciones bajas y carecen de especificidad.

La confusión de lupus con fibromialgia es un problema real. No es raro encontrar en la práctica médica a pacientes diagnosticadas y tratadas como lupus que, en realidad, tienen solamente fibromialgia. La razón de la confusión es que ambos padecimientos afectan a las mujeres, dan dolor difuso, cansancio y otras molestias heterogéneas, como: dolor en las articulaciones, enrojecimiento de las mejillas o desmayos. En ambas entidades, los anticuerpos antinucleares pueden estar presentes. La diferencia fundamental estriba en el hecho de que el lupus sí daña la estructura del cuerpo, e involucra órganos internos como el riñón o el sistema hematológico, lo que produce anemia o linfocitos bajos. Por el contrario, la fibromialgia no perjudica la estructura del cuerpo. En el lupus se muestran los anticuerpos antinucleares específicos arriba descritos; en cambio, los anticuerpos antinucleares de la fibromialgia no tienen especificidad alguna.

La confusión entre lupus y fibromialgia se complica todavía más si tomamos en cuenta que existe un verdadero solapamiento entre las dos enfermedades. Es decir, existen pacientes que tienen las dos patologías al mismo tiempo. Es importante definir si existe esta asociación, ya que los síntomas de fibromialgia no significan que el lupus esté fuera de control y, por otro lado, dichos síntomas no mejoran aumentando la dosis de medicamentos del tipo de la cortisona.

Polimialgia reumática

Se parece a la fibromialgia hasta en el nombre. La polimialgia reumática, por lo general, afecta a personas mayores de 50 años, se manifiesta como dolor difuso, principalmente localizado en cuello y la región lumbar, con importante rigidez muscular por la mañana. A diferencia de la fibromialgia, en esta entidad los análisis de laboratorio sí reflejan inflamación. La velocidad de sedimentación globular frecuentemente rebasa los 50 mm/hr y, asimismo, la proteína C reactiva está alterada. Otra diferencia es que por lo general, en la polimialgia reumática el inicio de los síntomas se puede datar en semanas o meses, mientras que, en la fibromialgia este inicio normalmente se remonta a varios años atrás.

La respuesta dramática de la polimialgia reumática a dosis bajas de cortisona —en contraste con la falta de respuesta en la fibromialgia— es otra disparidad significativa. Esta prueba terapéutica se utiliza en algunos casos para poder diferenciar ambas enfermedades.

Espondilitis anquilosante

Ésta es una enfermedad que afecta predominantemente a varones jóvenes. Provoca dolor en la parte baja de la espalda y, con frecuencia, hincha las articulaciones y los tendones de las piernas. Al progresar, la enfermedad va fusionando lentamente la columna vertebral. Cuando la espondilitis anquilosante afecta a las mujeres, lo hace de manera más sutil. Uno de los puntos de diferenciación con la fibromialgia consiste en que en la espondilitis hay alteraciones en las radiografías, en especial a nivel de las articulaciones sacro-ilíacas, que son las que ocupan la parte posterior de la pelvis. La espondilitis generalmente mejora con medicamentos antiinflamatorios.

Compresión de los troncos nerviosos

Los nervios encargados de enviar al cerebro diversas sensaciones salen de la columna vertebral, a través de los orificios que hay entre las vértebras, y recorren las extremidades hasta llegar a las manos y a los pies. Cuando los nervios son comprimidos a la salida de la columna vertebral, pueden provocar dolor y hormigueo en su territorio de acción. Otra zona donde pueden comprimirse los nervios es a su paso por las muñecas, al atravesar un canal estrecho denominado *túnel del carpo*. En estos últimos casos, el hormigueo se siente en los tres primeros dedos de las manos. Como vimos anteriormente, la fibromialgia también provoca dolor y hormigueos. Desafortunadamente, las pacientes que sufren esta enfermedad son sometidas, en ocasiones, a cirugías de columna cervical o lumbar, o a intervenciones que intentan descomprimir el túnel del carpo. Los resultados de estas intervenciones son, obviamente, insatisfactorios. Para evitar estos errores, hay que tener en mente las siguientes consideraciones: si se sospecha la compresión de una raíz nerviosa, es importante definir que los síntomas estén bien localizados en el territorio de acción del nervio supuestamente comprimido, verificar que existan claros signos de compresión en el estudio denominado *electromiografía con velocidad de conducción nerviosa* y, desde luego, averiguar si la persona en cuestión presenta síntomas de fibromialgia.

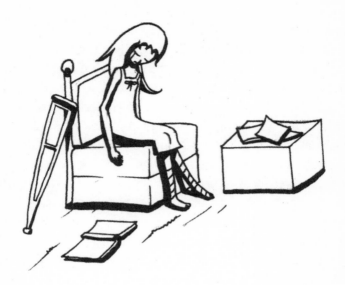

Malformación de Arnold-Chiari

Consiste en la compresión de la parte baja del cerebelo en el orificio que comunica el cráneo con la columna cervical. Este asentamiento produce debilidad y hormigueo en los brazos. La marcha puede ser inestable. También da dolor en el cuello y en la cabeza. El examen físico muestra, en ocasiones, alteración de los nervios craneales inferiores, la cual se manifiesta como abolición del reflejo nauseoso. Con frecuencia, hay debilidad y atrofia de los músculos de los brazos. Asimismo, pueden verse disminuidos los reflejos en los brazos, lo cual contrasta con el aumento de reflejos en las piernas. En los pies se puede encontrar el reflejo anormal denominado *signo de Babinski*.

El diagnóstico se confirma mediante imágenes de resonancia magnética de la base del cráneo, que muestran asentamiento y compresión de las llamadas *amígdalas cerebelosas* en el orificio mayor que conduce a la columna cervical.

Se describió en la literatura médica a un grupo pequeño de pacientes diagnosticados de fibromialgia; sin embargo, mediante un examen cuidadoso se determinó que realmente sufrían de la malformación de Arnold-Chiari. La cirugía de la base del cráneo mejoró sus síntomas. Estos casos anecdóticos causaron revuelo entre algunos neurocirujanos, principalmente estadounidenses. Se publicó en algunos medios de comunicación masiva que la cirugía de la base del cráneo podía curar la fibromialgia. Esto llevó a varios pacientes a someterse a operaciones arriesgadas e innecesarias.

Es importante diferenciar la fibromialgia de la malformación de Arnold-Chiari, mediante un examen clínico cuidadoso y, en caso necesario, recurrir a la obtención de imágenes por resonancia magnética.

En todas las entidades arriba descritas, el dolor es el síntoma cardinal y el motivo principal de confusión con la fibromialgia. Hay otras enfermedades que se pueden confundir con ella, por el profundo cansancio que provocan. Se describen las más sobresalientes.

Síndrome de Sjogren

Es otro padecimiento reumático común. Al igual que el lupus, se trata de una enfermedad autoinmune. Su característica principal es la sequedad constante de los ojos y de la boca. Como vimos anteriormente, estas molestias son igualmente frecuentes en la fibromialgia; sin embargo, en el síndrome de Sjogren la sequedad es resultado de una inflamación crónica en las glándulas que producen lágrimas y saliva. Esta inflamación se puede corroborar en las biopsias de las pequeñas glándulas de la parte interior de los labios. El síndrome de Sjogren también puede producir cansancio y dolor en las articulaciones. Los análisis de laboratorio muestran a menudo la presencia del factor reumatoide o anticuerpos antinucleares, en especial unos anticuerpos específicos denominados *anti-Ro/SSA* o *anti-La/SSB*. Como en el caso del lupus, hay pacientes que tienen al mismo tiempo síndrome de Sjogren y fibromialgia.

Etapas tempranas de la esclerosis múltiple

La esclerosis múltiple es una enfermedad que inflama el cerebro y la médula espinal, y deja como secuela cicatrices en diversas partes del sistema nervioso. En las zonas afectadas, hay pérdida de la mielina, la proteína que recubre y protege los nervios. La esclerosis múltiple puede provocar fatiga profunda, pero también induce sensaciones anormales y debilidad, localizadas en alguna extremidad. El punto de confusión con la fibromialgia está en los estadios tempranos de la esclerosis, cuando puede existir profunda fatiga, antes de que aparezca el déficit neurológico.

Alteraciones en la función de la glándula tiroides

Aquí la fatiga puede aparecer en los dos extremos de la disfunción: cuando hay demasiada hormona tiroidea circulante (hipertiroidismo) o cuando hay un déficit (hipotiroidismo). Se recomienda que en todos los pacientes con fibromialgia se constate, por medio de las pruebas de función tiroidea, que esta glándula esté funcionando de manera adecuada.

Déficit en la función de las glándulas suprarrenales

Es un padecimiento raro que provoca que las glándulas que producen cortisona lo hagan de manera deficitaria. Hay que aclarar primero que las glándulas suprarrenales (situadas encima de los riñones) tienen dos componentes: la corteza, que produce cortisona, y la médula, que produce adrenalina. Las personas con deficiencia en la función de la corteza suprarrenal presentan cansancio crónico, debilidad y pérdida de peso; en algunos casos, también pigmentación exagerada de la piel, y la presión arterial, con frecuencia, está baja. Como se puede ver, hay puntos de coincidencia con la fibromialgia y, en especial, con el síndrome de fatiga crónica, que abordaremos más adelante. La deficiencia de las glándulas suprarrenales se puede diferenciar de la fibromialgia por la más corta evolución de las molestias, y por la falta de producción de cortisona interna cuando se inyecta la hormona que induce su liberación (denominada ACTH).

Infección crónica por virus de la hepatitis tipo C

Este virus afecta de manera indolente al hígado. Se transmite, sobre todo, mediante la transfusión de sangre infectada. También por jeringas contaminadas, lo que sucede especialmente en los adictos a drogas intravenosas. En contadas ocasiones se transmite durante la impresión de tatuajes con instrumentos no esterilizados. La transmisión por transfusiones de sangre es cada vez más rara, ya que en la actualidad existen pruebas específicas para detectar este virus.

La infección crónica por virus de la hepatitis C produce un cansancio profundo. En la mayoría de los casos, las pruebas de función del hígado están alteradas. Es importante, entonces, ante la sospecha de fibromialgia, investigar si hay antecedentes de transfusión sanguínea, de tatuajes o de uso de drogas intravenosas y, en caso necesario, pedir las pruebas oportunas para detectar este virus.

Hemos visto en este capítulo lo complicado que es diferenciar la fibromialgia de múltiples padecimientos que pueden causar molestias similares. Reiteramos: el problema no termina aquí. Hay que ver siempre la otra cara de la moneda. El tener fibromialgia, con sus múltiples y variadas manifestaciones, no hace a la paciente inmune frente a otras enfermedades. Las pacientes en las que se sospeche esta enfermedad deben ser examinadas por un médico con conocimientos amplios de la medicina interna y familiarizado con las patologías arriba descritas.

EN SÍNTESIS

Existe un número importante de enfermedades susceptibles de ser confundidas con la fibromialgia.

A diferencia de la fibromialgia, en los otros padecimientos con frecuencia hay datos de inflamación o de daño
obvio en la estructura del cuerpo.

Algunas personas pueden sufrir, al mismo tiempo, de fibromialgia y de otra enfermedad reumática.

Antes de cualquier intervención quirúrgica, para descomprimir el túnel del carpo o una raíz nerviosa, hay que
descartar que la fibromialgia sea la causa verdadera de
las molestias.

CAPÍTULO XII

Existe un grupo de síndromes (un *síndrome* se define como un conjunto de síntomas que se presentan juntos y que tienen una misma causa subyacente) que poseen manifestaciones semejantes a la fibromialgia. Ya hemos mencionado varias enfermedades localizadas en alguna parte del cuerpo, como el síndrome del intestino irritable, el témporo-mandibular y la cistitis no infecciosa. Ahora abordaremos otras que comparten muchas características con la fibromialgia y que muy probablemente compartan también mecanismos similares de desarrollo. Hablaremos del síndrome de fatiga crónica, la encefalopatía miálgica, el síndrome de la guerra del Golfo, la distrofia simpático-refleja y el síndrome pospolio.

Síndrome de fatiga crónica

En esta entidad hay una fatiga profunda crónica (de más de seis meses de duración) no explicable por alguna otra enfermedad. De acuerdo con los criterios diagnósticos vigentes, aparte de la fatiga, las pacientes deben presentar, al menos, cuatro de los siguientes ocho síntomas, también de manera persistente:

1. Dolor en los músculos.
2. Dolor en las articulaciones.
3. Irritación de la garganta.
4. Ganglios de cuello hinchados y sensibles.
5. Trastornos de concentración y de memoria.
6. Dolor de cabeza.
7. Malestar después del ejercicio.
8. Trastornos del sueño.

Como se puede observar, las manifestaciones son muy similares a la fibromialgia, ya que cuatro de los ocho criterios menores tienen que ver con síntomas dolorosos. Hay diferencias sutiles; así, las manifestaciones del síndrome de fatiga crónica sugieren más la posibilidad de algún tipo de infección viral subyacente, ya que, con frecuencia, las pacientes se sienten con fiebre, y el dolor de garganta con los ganglios inflamados indicaría una activación persistente del sistema de defensa del organismo. Por esta razón, muchos de los esfuerzos en la investigación de esta entidad se han enfocado a buscar una infección viral, sin que, hasta la fecha, se haya encontrado algún virus específico. Hay que mencionar que un estudio controlado, llevado a cabo en el año 2007, encontró rastros de virus en las biopsias del estómago de pacientes con este padecimiento. Sin embargo, no fue posible aislar algún tipo de virus en particular.

Hay algunos expertos en el tema que afirman que la fibromialgia y el síndrome de fatiga crónica son claramente diferentes. Lo cierto es que si se aplican los criterios de clasificación vigentes, la mayoría de las personas con fibromialgia cumple con los criterios de fatiga crónica y viceversa.

En muchos casos, la diferencia entre estos dos síndromes reside, primordialmente, en la intensidad de la molestia principal, ya sea el dolor generalizado en la fibromialgia, o la fatiga extrema en el otro síndrome.

Parece existir consenso entre diversos grupos de pacientes con esta enfermedad, y también entre los estudiosos del tema, acerca de que el nombre *síndrome de fatiga crónica* trivializa el padecimiento y hace creer que las pacientes son personas normales que sólo están cansadas o que son perezosas. Un grupo de expertos en el tema, reunidos en el año 2007, propuso el término *encefalopatía miálgica* para designar esta entidad. Es del todo probable que la expresión *síndrome de fatiga crónica* caiga pronto en desuso.

Síndrome de la guerra del Golfo

Una patología muy interesante para la investigación de la fibromialgia es el denominado *síndrome de la guerra del Golfo*. En la primera guerra del golfo Pérsico, en el año 1991, tanto Estados Unidos como el Reino Unido mandaron a jóvenes (la mayoría varones) a combatir en Iraq. Es obvio que éstos eran reclutas sanos y fuertes, cuyo estado de salud fue corroborado por los estrictos exámenes médicos militares. Resulta que, al regresar de la guerra, un grupo de soldados desarrolló una enfermedad incapacitante y crónica. Las manifestaciones primordiales fueron fatiga extrema, dolores en los músculos y en las articulaciones, dificultad para la concentración mental y la memoria, así como también febrícula y diarrea. Al principio, el padecimiento fue desechado y diagnosticado como "nerviosismo por el estrés"; sin embargo, investigaciones recientes más profundas han mostrado alteraciones en el sistema nervioso autónomo muy similares a las encontradas en la fibromialgia. Existe la teoría de que las tropas fueron expuestas a algún tipo de intoxicación que desencadenó la enfermedad, pero esta hipótesis está aún por confirmarse. La importancia para la investigación de la fibromialgia está en el hecho de que, en el síndrome de la guerra del Golfo, existe la seguridad de que los individuos afectados estaban sanos, y también en la circunstancia de que el agente desencadenante tiene una ubicación precisa, tanto en el tiempo (el lapso que duró la guerra) como en el espacio (Iraq). Estas peculiaridades hacen más fácil investigar los componentes del padecimiento.

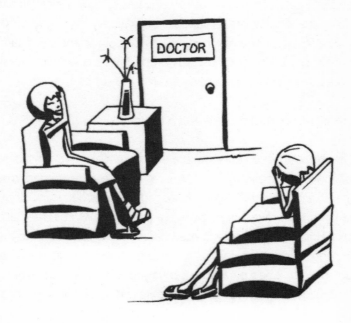

Distrofia simpático-refleja

Los médicos traumatólogos están familiarizados con un síndrome denominado *distrofia simpático-refleja*. De manera típica, el síndrome se inicia después de un traumatismo de brazo o pierna. Semanas después, las pacientes desarrollan dolor ardoroso en la extremidad afectada, con sensibilidad exagerada a la palpación e hinchazón difusa de dicha extremidad. Las molestias se tornan persistentes. Con el paso del tiempo, la extremidad afectada puede atrofiarse. En ocasiones, la quemazón se siente también en la extremidad opuesta.

Se ha visto que el tráfico simpático aumenta en la extremidad perjudicada, y que el bloqueo de las vías simpáticas alivia el dolor. La distrofia simpático-refleja es un buen ejemplo de dolor mantenido por el sistema simpático y, como veremos más adelante, tiene muchos puntos de coincidencia con la fibromialgia. De hecho, nosotros proponemos que la fibromialgia es una forma generalizada de distrofia simpático-refleja.

Síndrome pospolio

Otra entidad que se asemeja a la fibromialgia es el síndrome pospolio. La poliomielitis fue una terrible enfermedad que afectó a muchos niños y niñas de todas partes del mundo hasta la primera mitad del siglo XX. La produce un virus que daña las células nerviosas de la médula espinal encargadas de dar órdenes a los músculos de las extremidades. Los niños afectados desarrollaban parálisis y atrofia progresiva de las piernas y los brazos. En los casos graves, se paralizaban también los mús-

80

culos respiratorios, lo que provocaba la muerte del chiquillo. La poliomielitis dejaba, como sombría secuela, flacidez, atrofia y debilidad de las piernas.

Uno de los triunfos más fascinantes e incontrovertibles de la medicina científica moderna fue el desarrollo de la vacuna contra la poliomielitis, desarrollada por los doctores Salk y Sabin a mediados del siglo xx; gracias a ella, esta devastadora enfermedad prácticamente se ha erradicado de la Tierra.

Sin embargo, se ha observado que, décadas después del ataque de la poliomielitis, algunos pacientes presentan debilidad y atrofia de músculos que no estaban antes afectados o, lo que es más frecuente, se acentúa la debilidad de los músculos previamente dañados sin que exista alguna otra causa que explique este deterioro. Estas alteraciones se acompañan a menudo de fatiga profunda y de dolores difusos en los músculos y en las articulaciones, parecidos a los que manifiestan las pacientes con fibromialgia.

No se ha esclarecido la causa del síndrome pospolio. Se postula que la recaída en la debilidad y la atrofia muscular son debidas a que los nervios espinales que resistieron el ataque original de la poliomielitis finalmente se agrandan en un intento por suplir la función de aquellos nervios dañados. Este crecimiento se realiza en la denominada *placa neuromuscular,* que es sitio de unión del nervio con el músculo. Los nervios suplentes finalmente se agotan, dando lugar a la debilidad muscular.

81

EN SÍNTESIS

Hay un grupo de enfermedades semejantes a la fibromialgia que probablemente tengan causas y mecanismos de desarrollo similares.

La fibromialgia comparte muchas características con el síndrome de fatiga crónica, la encefalopatía miálgica, el síndrome de la guerra del Golfo, la distrofia simpático-refleja y el síndrome pospolio.

CAPÍTULO XIII

LA VERACIDAD DEL DOLOR

Al discutir los mecanismos de desarrollo de la fibromialgia es fundamental tratar de establecer primero si el dolor que experimentan las pacientes es real o se lo imaginan.

La ausencia de evidencia de daño en los sitios donde se siente el dolor (músculos, articulaciones o ligamentos), unida a la normalidad de los análisis de laboratorio, hicieron pensar a algunos investigadores que el dolor de la fibromialgia era imaginario ("todo está en su cabeza"). Sin embargo, investigaciones recientes más rigurosas aportan evidencias contundentes de que el dolor es real.

Diversos grupos de investigadores han encontrado que los niveles de un elemento en particular, denominado *sustancia P,* son muy altos en el líquido cefalorraquídeo de las pacientes con esta enfermedad. La sustancia P es el transmisor de dolor por antonomasia. Se acumula en los ganglios de las raíces posteriores de la médula espinal, su acción primordial es facilitar y amplificar la sensación dolorosa. El líquido cefalorraquídeo es el fluido contenido en el sistema nervioso central, y baña directamente a todas las estructuras del cerebro.

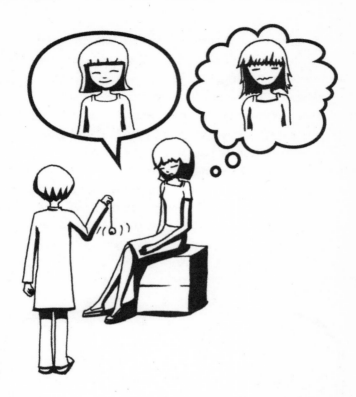

También se ha encontrado que el líquido cefalorraquídeo de las pacientes con fibromialgia contiene niveles muy elevados de otro elemento denominado *factor de crecimiento neural*. En modelos animales, tal factor de crecimiento induce a una conducta dolorosa persistente y, lo que es más importante, induce a cambios estructurales en los ganglios de las raíces posteriores con gemación de las terminales simpáticas. Como se anotó en el capítulo III, los ganglios de las raíces posteriores son centros fundamentales de modulación del dolor.

En estudios clínicos preliminares se intentó usar el factor de crecimiento neural como tratamiento en la enfermedad de Alzheimer, pero las pruebas fueron suspendidas debido a que los pacientes desarrollaron intenso dolor de espalda.

Otra evidencia a favor de la veracidad del dolor proviene de las nuevas técnicas de imágenes cerebrales. Mediante resonancia magnética funcional se demostró que en las pacientes con fibromialgia los estímulos normalmente no dolorosos son capaces de activar los centros cerebrales que perciben dolor.

Parece haber, entonces, evidencias definitivas que avalan la tesis de que el dolor en la fibromialgia es real. Una vez asentado este hecho, el siguiente paso será definir cuál es la causa del dolor.

EN SÍNTESIS

Hay evidencias contundentes que demuestran que el dolor de la fibromialgia es real.

El líquido cefalorraquídeo, que está en contacto íntimo con el cerebro, contiene concentraciones exageradas de las sustancias transmisoras del dolor.

Las nuevas técnicas de imágenes cerebrales muestran que en las pacientes con fibromialgia los estímulos inocuos son dolorosos.

CAPÍTULO XIV

LAS CAUSAS DE LAS ENFERMEDADES.
LAS RESPUESTAS SE ENCUENTRAN EN LA INVESTIGACIÓN
CIENTÍFICA

El concepto de enfermedad

La medicina se dedica al estudio de las enfermedades. Sin embargo —y de manera sorprendente— no hay una definición de enfermedad universalmente aceptada. La corriente reduccionista propone que la esencia de la enfermedad es una lesión ostensible en la estructura del cuerpo. En cambio, el *holismo* propone que la esencia de la enfermedad es la disfunción. Estamos de acuerdo con esta última acepción. Daño orgánico sin disfunción no es enfermedad. En cambio, disfunción con o sin daño orgánico sí es enfermedad. La enfermedad se puede definir entonces como cualquier alteración en el funcionamiento del organismo que provoque sufrimiento o disminuya la longevidad.

El avance en el entendimiento de las múltiples enfermedades que aquejan a la humanidad no se ha dado por generación espontánea, ni por el genial descubrimiento de algún iluminado. Ha sido el resultado de arduos trabajos de muchas personas que han seguido un método ordenado y verificable, *la investigación científica.*

La investigación científica

Desde el punto de vista filosófico, se puede definir como la búsqueda de lo nuevo, de lo útil y, de ser posible, de lo bello. En el caso de la medicina, la investigación está encaminada primordialmente a encontrar las causas de las enfermedades para después poder curarlas o prevenirlas. Gracias a la investigación científica, se han producido avances importantes en el conocimiento y tratamiento de múltiples enfermedades; esto, indudablemente, ha mejorado y prolongado la calidad de vida de los seres humanos. El caso de la investigación científica que desembocó en la erradicación de la poliomielitis es un bellísimo ejemplo. Muchas enfermedades han sido conquistadas; sin embargo, el reto en esta batalla es interminable. De manera constante, aparecen nuevos padecimientos, y existe una variedad de enfermedades crónicas incurables de las cuales falta mucho por conocer.

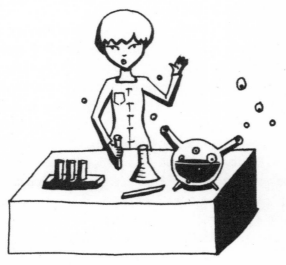

Es fundamental que toda investigación científica, en particular aquella en la cual participan seres humanos, siga estrictos reglamentos éticos. A los participantes se les debe informar de manera detallada del propósito de la investigación y también explicarles si existe algún tipo de riesgo en las pruebas a las que se sometan. La colaboración de las personas debe ser totalmente voluntaria, sin ningún tipo de coerción. Debe haber un comité de ética que apruebe y supervise los proyectos que se realizan en las instituciones de investigación.

El investigador ha de ser una persona creativa, obsesiva y apasionada, con profundo conocimiento del tema que intenta escrutar. El método científico gira alrededor de una pregunta básica; por ejemplo, ¿qué causa la fibromialgia? Para dar respuesta a la interrogante se plantea una hipótesis, que debe ser una explicación tentativa a la pregunta fundamental. Más adelante, hay que delinear con todo detalle los métodos que se van a seguir para poner a prueba la hipótesis.

Los estudios clínicos más fiables son aquellos en los cuales se compara a un grupo de pacientes con determinada enfermedad con otro grupo que no la padece. Cuando se evalúa la eficacia de algún medicamento es necesario compararlo con una sustancia inerte de aspecto similar. Esto evita falsas interpretaciones en los resultados debidos a factores no previstos como podría ser el famoso efecto placebo del cual hablamos en el capítulo IV. Es importante que, en la definición de los resultados, el investigador no sepa si éstos pertenecen a un paciente o a un sujeto control; esto previene sesgos en las comparaciones. Se llevan a cabo análisis estadísticos de los resultados para definir si existen diferencias reales, no imputables al azar, entre el grupo de pacientes y los controles. De aquí se derivan algunas conclusiones que, desde luego, generarán nuevas preguntas. El informe científico debe ser criticado y valorado por otrós investigadores para, finalmente, ser publicado en una revista científica.

La investigación es un proceso arduo y callado, y se ha de realizar alejada de los reflectores de la publicidad. Ha sido el proceso fundamental para el avance de las diversas ramas del conocimiento. Nunca pretende ser perfecta, pero siempre perfectible y corroborable.

Ya lo dijo Schopenhauer: "La tarea no es ver lo que nadie ha visto, sino pensar en lo que nadie ha pensado, acerca de lo que todos ven".

EN SÍNTESIS

Enfermedad se puede definir como cualquier alteración en el funcionamiento del organismo que provoque sufrimiento o disminuya la longevidad.

Gracias a la investigación científica, muchos padecimientos se han conquistado.

La esperanza de vida de los humanos se ha prolongado. Sin embargo, la lucha es interminable; hay muchas enfermedades, como la fibromialgia, en las que falta mucho por avanzar.

CAPÍTULO XV

¿POR QUÉ MUCHOS MÉDICOS NO ENTIENDEN LA FIBROMIALGIA?

Los grandes avances en los diversos campos de la ciencia en el siglo XX fueron, en mucho, producto de un acercamiento linear y reduccionista a los problemas por resolver. Por *linear* se entiende buscar una relación directa entre la causa y el efecto de un fenómeno. En los sistemas lineares, la intensidad del estímulo es proporcional a la magnitud de la respuesta. Así trabajan las máquinas: mientras más fuerte apretemos el pedal, más rápido avanzará una bicicleta. El método *reduccionista* fragmenta el fenómeno a estudiar en sus diversas partes y escudriña cada fragmento de manera aislada en un intento de entender el todo. Una vez más acudimos al ejemplo de las máquinas: si un reloj se descompone, el relojero con una actitud reduccionista examina cada una de las piezas para dictaminar cuál de los engranes está estropeado. El paradigma linear y reduccionista propone que "el todo es igual a la suma de sus partes".

En el campo de la medicina este método linear y reduccionista se basa en la correlación anatomo-clínica. A un conjunto de síntomas y signos (el efecto) corresponde una lesión estructural bien definida (la causa). Por ejemplo, el inicio súbito de dolor en el pecho acompañado de palidez y sudoración fría (el efecto) se debe a un infarto, que es la obstrucción de una arteria que irriga el corazón (la causa).

En el siglo xx, el método linear y reduccionista dio como resultados un impresionante avance en el entendimiento de múltiples enfermedades lineares. El prodigioso desarrollo de las técnicas de imagen permitió visualizar con todo detalle el interior del cuerpo humano sin necesidad de abrir la piel. Ahora se puede definir la lesión interna causante de los síntomas de la inmensa mayoría de las enfermedades infecciosas y cancerosas. El microscopio es cada día más minucioso y nos permite conocer la estructura de las partes recónditas de las células. Gracias al microscopio, tenemos acceso ahora a un mundo que antes, por diminuto, era invisible.

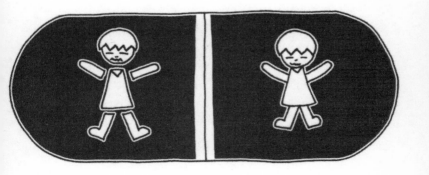

Otro fenómeno resultante del rápido avance de la medicina es la vertiginosa acumulación de conocimiento nuevo. Para afrontar este raudal de información se ha fragmentado la práctica clínica en especialidades. En nuestros días, muchos médicos se limitan a estudiar la patología de regiones circunscritas del cuerpo. El oftalmólogo, el cardiólogo o el proctólogo tienen una visión parcelar del paciente y de su sufrimiento. Como resultado de este proceder, a los pacientes se les fragmenta artificialmente. Esta forma de reduccionismo puede ser útil para entender algunas enfermedades lineares, pero resulta ineficaz y oneroso en el caso de padecimientos complejos.

Los múltiples síntomas que provoca la fibromialgia orillan a las personas que la sufren a consultar a diversos especialistas. Éstos, a su vez, piden múltiples estudios, para investigar la causa de los síntomas relacionados con su restringido campo de acción. Esta fragmentación del paciente no aclara el diagnóstico y sí es fuente de frustración para los enfermos y los médicos.

Sin embargo, el conocimiento avanza inexorablemente. Existe ahora una nueva realidad científica basada en la teoría del caos y la complejidad. Como veremos en el próximo capítulo, este nuevo paradigma *holista* provee de un marco teórico coherente para la fibromialgia y otras enfermedades complejas.

EN SÍNTESIS

La medicina tecnificada tiene una visión fragmentada e inerte de las enfermedades. Demanda que los síntomas sean explicables por una lesión bien definida en la estructura del cuerpo.

Las especialidades médicas fragmentan al paciente de manera artificial.

Esta visión, denominada *linear* y *reduccionista*, es incapaz de comprender la fibromialgia.

Existe una nueva realidad científica, con una perspectiva integral y dinámica del paciente y su sufrimiento. Este enfoque novedoso sí explica enfermedades del tipo de la fibromialgia.

CAPÍTULO XVI

LAS NUEVAS CIENCIAS DE LA COMPLEJIDAD AYUDAN A ENTENDER LA FIBROMIALGIA

Hasta hace pocas décadas los científicos veían al universo como un ordenado lugar linear en donde siempre existía una clara relación entre la causa y el efecto de los fenómenos. Sin embargo, con el advenimiento de la cibernética y de las simulaciones en las computadoras, se descubrió que el universo está lleno de sistemas con comportamiento aparentemente desordenado en donde no hay una relación causa-efecto. A estos sistemas se les denomina *sistemas complejos*.

Un sistema complejo es un grupo de unidades entrelazadas. De la constante interacción de estas unidades surgen propiedades nuevas *("emergentes")*, no explicables por las características de los elementos estudiados de manera aislada. Dichos sistemas están en permanente transformación, con el fin de adaptarse al medio ambiente. La energía fluye a través de ellos. Los sistemas adaptables complejos son heterogéneos y abundan en todos los ámbitos del universo. Las sociedades democráticas, las bolsas de valores, las colonias de hormigas y los cardúmenes son algunos ejemplos. En el cuerpo humano, el prototipo de sistema adaptable complejo es el sistema nervioso autónomo, del cual hablaremos más adelante.

Otro concepto fascinante derivado de las ciencias de la complejidad es el *fractal*. Es una estructura geométrica caracterizada por su "auto-similitud". Esto quiere decir que muestra una apariencia similar a diferentes escalas. Muchos órganos del cuerpo humano tienen geometría fractal. El pulmón es un buen ejemplo. Los bronquios se dividen miles y miles de veces. La apariencia macroscópica del árbol bronquial es idéntica a las sub-divisiones del mismo que sólo se pueden apreciar con el microscopio. Ya lo dijo Mandelbrot: "Un fractal es una manera de ver lo infinito con el ojo de la mente".

Ni los fractales ni los sistemas complejos pueden ser entendidos estudiando sus componentes individuales. Aquí el acercamiento linear y reduccionista es totalmente ineficaz. Las ciencias de la complejidad confirman el postulado aristotélico: "el todo es diferente que la suma de sus partes".

Las ciencias de la complejidad reafirman que el cuerpo humano no es una máquina. No puede ser comprendido analizando cada una de sus partes de manera separada. Solamente puede entenderse apreciando la interacción de sus diversos componentes físicos y mentales. De tal interacción surgen propiedades nuevas ("emergentes"), no explicables al estudiar sus partes de manera aislada. Pongamos por ejemplo el pensamiento, que es la habilidad más sublime de los humanos. El pensamiento es el producto de la interacción de sinnúmero de neuronas. Sin embargo, por más que escudriñemos a las neuronas en forma individual, no encontraremos indicios ni vestigios de pensamiento.

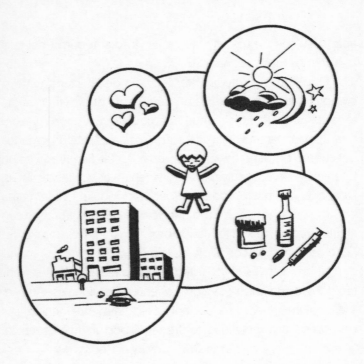

Las ciencias de la complejidad nos enseñan que la esencia de la salud es el mantenimiento de la flexibilidad de nuestros sistemas, para adaptarnos al medio ambiente. Si nuestros sistemas de adaptación pierden su elasticidad, se degradan, y entonces pueden aparecer enfermedades como la fibromialgia.

Estos nuevos conocimientos han generado una actitud médica diferente ante la salud y la enfermedad: *el holismo científico*. Esta postura propone que la mejor manera de afrontar enfermedades complejas, del tipo de la fibromialgia, es considerando a las personas como un "todo", como una unidad bio-psico-social. Esta perspectiva reconoce que las enfermedades físicas crónicas necesariamente tienen su repercusión psicológica y viceversa. A su vez, el entorno impacta de manera definitiva en la salud de los seres humanos.

El término *holismo* generalmente lo asociamos con la medicina complementaria o alternativa. Lo tenemos como un concepto esotérico sin base científica. La teoría del caos y de la complejidad le da al holismo un sustento científico. La medicina ortodoxa debe reconocer con humildad que en este punto la corriente holista de la medicina alternativa tomó la delantera. El holismo no es una entelequia filosófica sino una nueva realidad científica.

EN SÍNTESIS

El universo está lleno de sistemas complejos, los cuales no pueden ser entendidos analizando de manera aislada cada uno de sus componentes.

Asimismo, el cuerpo humano tiene sistemas complejos flexibles que nos permiten adaptarnos a los constantes cambios del medio ambiente.

El principal sistema adaptativo de los humanos es el sistema nervioso autónomo.

La pérdida de la elasticidad de dichos sistemas complejos puede ocasionar enfermedades del tipo de la fibromialgia.

Para entender este tipo de enfermedades se necesita de aproximaciones *holistas, es decir,* ver al ser humano en su conjunto: sus alteraciones físicas, su repercusión emocional y el influjo de un medio ambiente en la preservación de la salud o en el desarrollo de las enfermedades.

CAPÍTULO XVII

LAS CAUSAS DE LA FIBROMIALGIA

Cualquier hipótesis que intente explicar las causas de la fibromialgia debe no sólo dar una explicación lógica acerca del porqué el dolor es tan intenso, sino también esclarecer las razones de la presencia, en una misma persona, de manifestaciones tan dispares como la fatiga, el insomnio, el intestino irritable y las otras alteraciones apuntadas en el capítulo VIII.

Los primeros estudios científicos encaminados a dilucidar los mecanismos de desarrollo fueron llevados a cabo por los investigadores canadienses Moldofsky y Smythe. Ellos demostraron alteraciones en el electroencefalograma de las pacientes con fibromialgia durante las horas del sueño. Estas anomalías se caracterizan por una intrusión de las ondas alfa (que traducen un estado de alerta) en los periodos de ondas delta (que indican un sueño profundo) y tienen como consecuencia un sueño fragmentado, no reparador.

Otra contribución de estos investigadores fue la de mostrar que los sujetos sanos a quienes se les interrumpía de manera constante las etapas profundas del sueño desarrollaban, a la vuelta de varios días, síntomas de fibromialgia.

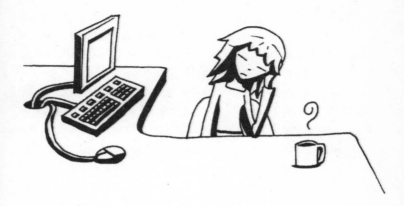

Más tarde se descubrieron trastornos hormonales. Las hormonas son sustancias producidas por diversas glándulas (pituitaria, tiroides, suprarrenal, etc.) y ejercen su acción en un sitio distante al de su producción. Se ha visto que en la fibromialgia existen alteraciones en el eje hormonal que produce cortisol. Ésta es una sustancia muy parecida a la cortisona; se produce en la corteza de las glándulas suprarrenales, sirve como respuesta a cualquier tipo de estrés y se encarga de aportar energía para que el cuerpo pueda responder a las demandas adicionales provocadas por el estímulo estresante. Se ha visto que las pacientes con fibromialgia producen menos cortisol del adecuado ante diferentes tipos de estímulos.

Otra hormona que se produce de manera anormal en pacientes con fibromialgia es la del crecimiento. Esta sustancia la produce la glándula pituitaria, que está en el centro del cerebro. Se genera primordialmente por la noche, durante las etapas profundas del sueño. La hormona del crecimiento es la responsable del agrandamiento del cuerpo de los individuos durante la adolescencia. En la edad adulta se produce hormona de crecimiento en menor cantidad y entre sus funciones está, entre otras, la de preservar la masa muscular.

Las anomalías encontradas en los estudios electroencefalográficos y hormonales podrían dar una explicación plausible para los trastornos del sueño y quizá para el cansancio, pero no explicarían el síntoma principal de la fibromialgia, el dolor.

Los nuevos métodos de imagen para estudiar el cerebro permiten detectar alteraciones sutiles, hasta ahora no vistas. Utilizando una nueva tecnología, llamada *SPECT* (tomografía computarizada mediante emisión de protones singulares), se mostró que las pacientes con fibromialgia tienen disminución del flujo sanguíneo en ciertas zonas del cerebro, especialmente en el tálamo, que es un centro encargado de inhibir las sensaciones dolorosas y que también regula la función del sistema nervioso autónomo. Como se mencionó anteriormente, estos nuevos métodos de imagen han mostrado que, en las pacientes con fibromialgia, las áreas cerebrales que registran dolor se activan como respuesta a estímulos inocuos.

Asimismo, se han encontrado irregularidades en algunos neurotransmisores. Los impulsos nerviosos se propagan como corrientes eléctricas que viajan a lo largo de la fibra nerviosa. En los sitios de conexión (las sinapsis) se producen sustancias que actúan como mensajeros, permiten la comunicación entre diferentes fibras y, por tanto, la continuidad de los impulsos nerviosos; a estas sustancias se les denomina *neurotransmisores*. La serotonina es una de estas sustancias y produce múltiples efectos; uno de ellos: mejorar el talante de las personas. En las pacientes con fibromialgia se han encontrado niveles disminuidos de productos similares a la serotonina.

Un avance importante en el estudio del dolor fibromiálgico es el reconocimiento de que estas pacientes tienen sensibilización en las vías centrales del dolor. Podríamos decir que los nervios encargados de transmitir dolor están irritados de manera permanente. Se ha comprobado que las pacientes presentan el llamado *fenómeno de resonancia* o *de agrandamiento* de los estímulos dolorosos. Este fenómeno se explicó ya en el capítulo III, se debe a interconexiones anormales en el nivel de la médula espinal, que hacen que el dolor se perciba de manera más intensa y más constante, y que, además, un estímulo normalmente inocuo —como apretar con fuerza moderada el brazo— se perciba como doloroso.

En los últimos años se ha prestado atención especial a las células gliales de la médula espinal, como mediadoras del dolor crónico. Durante mucho tiempo se supuso que estas células sólo servían como una estructura de sostén de las neuronas. Estudios recientes demuestran que, después de un fuerte traumatismo, las neuronas producen sustancias que pueden activar células gliales como la fractalicina. Una vez activadas, las células gliales secretan ciertas sustancias, llamadas *citocinas proinflamatorias,* que pueden inducir dolor. Se está investigando si existe alteración glial en la fibromialgia.

EN SÍNTESIS

Gracias a la investigación científica, se ha avanzado notablemente en los últimos años en el conocimiento de la fibromialgia.

El sueño de las pacientes está fragmentado y es poco reparador.

Hay una respuesta deficiente de la cortisona interna a diversos tipos de estímulos.

Un subgrupo de pacientes presenta niveles disminuidos de la hormona del crecimiento.

Las nuevas técnicas de imagen han mostrado una reducción del flujo sanguíneo al tálamo cerebral, que es la zona encargada de inhibir el dolor.

Hay niveles bajos de sustancias parecidas a la serotonina.

Hay un estado de "sensibilización central" en el cual las vías nerviosas encargadas de transmitir dolor están constantemente irritadas.

CAPÍTULO XVIII

Nuestros avances en el entendimiento
de la fibromialgia.
Un acercamiento holista al problema

Desde hace muchos años un grupo de médicos del Instituto Nacional de Cardiología de México nos hemos dedicado a investigar la fibromialgia, utilizando primordialmente tecnologías cardiológicas de avanzada. El instituto en el que tenemos el privilegio de trabajar lleva el nombre de su fundador, el visionario científico-humanista Ignacio Chávez, quien pregonaba un afrontamiento integral al sufrimiento humano. Nuestras aportaciones intentan ser un homenaje a su obra.

Nuestra hipótesis de trabajo, hace muchos años, fue que todas las manifestaciones de la fibromialgia se podían explicar por una alteración en el funcionamiento del sistema nervioso autónomo. Las características de este sistema primordial de regulación interna y de adaptación al medio ambiente están detalladas en el capítulo V. Hasta hace pocos años, el funcionamiento del sistema nervioso autónomo era prácticamente intangible, pero la situación ha cambiado radicalmente con el advenimiento de un nuevo método no linear: el análisis de la variabilidad del ritmo cardiaco.

Análisis de la variabilidad del ritmo cardiaco

Esta tecnología se basa en el hecho de que la frecuencia de los latidos cardiacos no es uniforme, sino que varía continuamente en cuestión de milisegundos. Los componentes periódicos de esta incesante variación del ritmo están dictados por el influjo de las dos ramas del sistema nervioso autónomo, que, como ya dijimos, tienen acciones armónicas pero antagónicas. La rama parasimpática produce variaciones de los latidos del corazón que van acompasadas con la respiración. Por su parte, la rama simpática produce variaciones más lentas, y éstas nacen de los monitores situados en el interior de las arterias, que están constantemente midiendo la presión arterial. Los elaborados análisis computacionales de dicha variabilidad permiten medir los influjos de estas dos ramas sobre el corazón. La ventaja del método reside en el hecho de que todas las determinaciones se derivan de los estudios del electrocardiograma, sin someter a las pacientes a ninguna clase de molestia.

Utilizando esta tecnología, estudiamos a un grupo de 30 pacientes con fibromialgia, y lo comparamos con un grupo de 30 mujeres sanas. Por medio de una grabadora portátil, se registraron todos los latidos cardiacos mientras las personas seguían con sus actividades normales durante 24 horas. Encontramos que las pacientes con fibromialgia tenían una incesante hiperactividad del sistema nervioso simpático; esta anormalidad fue especialmente evidente durante las horas de sueño.

En un estudio distinto, sometimos a otro grupo de personas con fibromialgia a un estrés tan simple como pedirles que se pusieran de pie después de estar acostadas durante 15 minutos. Los resultados mostraron que las pacientes con la enfermedad no tienen una respuesta adecuada de su sistema simpático al ponerse de pie. En contraste, las personas sanas que actuaron como grupo control mostraron cambios electrocardiográficos indicativos de una inmediata respuesta del sistema simpático.

Nuestros resultados sugieren que en la fibromialgia existe una importante alteración en el funcionamiento del sistema nervioso autónomo, caracterizada por una incesante hiperactividad simpática día y noche. Dicho en otras palabras: hay un exceso de adrenalina las 24 horas del día. La hiperactividad simpática se acompaña de una deficiente respuesta a cualquier estrés adicional. Esta falta de respuesta a los estímulos se entiende si tomamos en cuenta que un sistema constantemente acelerado llega a un límite y ya no es capaz de responder a estímulos adicionales tan simples como ponerse de pie (en fisiología, esto se denomina *fenómeno de techo*).

Estos tipos de estudios han sido reproducidos por investigadores de otras latitudes, con las mismas conclusiones, sin que hasta la fecha existan resultados divergentes. Más aún, otros investigadores han utilizado métodos diferentes, como la medición de los niveles de adrenalina en la sangre de las pacientes con fibromialgia durante las 24 horas del día. Como ya se indicó, la adrenalina es el transmisor simpático. Se encontraron cifras elevadas de esta sustancia durante las 24 horas, pero especialmente durante la noche.

Los resultados de todas estas investigaciones sugieren que una alteración fundamental de la fibromialgia es un desajuste en el funcionamiento del sistema nervioso autónomo, que se caracteriza por una incesante hiperactividad del sistema simpático, lo que lleva a una producción excesiva de adrenalina. Debido a la constante hiperactividad, el sistema se torna exhausto e incapaz de responder a estímulos adicionales (hiporreactivo).

Nosotros proponemos que estas anormalidades explicarían todas las manifestaciones de la enfermedad. La deficiente respuesta a estímulos adicionales explica la fatiga constante. Se puede comparar con lo que pasaría con una máquina constantemente forzada: al intentar acelerarla más es incapaz de responder, ya que de por sí el sistema está trabajando al tope de su capacidad; en otras palabras, está extenuado. Lo mismo pasa con las pacientes con fibromialgia: como su sistema de regulación trabaja de manera incesantemente acelerada durante las 24 horas del día, ya no es capaz de llevar a cabo tareas adicionales, de ahí que amanezcan cansadas, "apaleadas", y así permanezcan todo el día.

Aquí cabe un comentario acerca de la presión arterial baja que se encuentra con frecuencia en pacientes con fibromialgia. Ante una excesiva actividad simpática, se esperaría que las pacientes tuviesen hipertensión arterial, ya que la adrenalina estimula la función del corazón y constriñe los vasos sanguíneos; sin embargo, ocurre lo contrario. Una explicación para esta paradoja está en la actuación de los receptores de la adrenalina ante la estimulación crónica. Se ha comprobado que, ante estímulos persistentes, los receptores de adrenalina se ocultan y se desensibilizan; se vuelven incapaces de responder a los estímulos. Algo totalmente diferente sucede con los receptores del dolor, los cuales, ante el estímulo crónico, se sensibilizan y transmiten dolor de manera más intensa. Hay evidencias científicas suficientes que avalan estas afirmaciones.

La falta de sueño reparador se explica mediante la hiperactividad simpática nocturna. De manera simultánea, hicimos dos tipos de investigaciones diferentes durante el sueño de las pacientes con fibromialgia. Por un lado, medimos la operación del sistema simpático mediante el análisis de la variabilidad del ritmo cardiaco y, por el otro, llevamos a cabo estudios de polisomnografía, que consisten en verificar no sólo el electroencefalograma, sino también en estudiar el patrón de la respiración, de los movimientos del cuerpo y de otras variables durante la noche. Comparamos a las pacientes con fibromialgia con un grupo de mujeres sanas de edad similar. Corroboramos los resultados de nuestro estudio previo que mostraron una incesante hiperactividad simpática nocturna. Por otro lado, el electroencefalograma demostró un exceso de periodos de sobresaltos y despertares durante la noche. Es muy probable que la hiperactividad simpática sea la causante de éstos. Otras investigaciones en personas sanas encontraron que los datos electrocardiográficos de hiperactividad simpática preceden, en el tiempo, a las ondas electroencefalográficas que definen el despertar. Este conjunto de evidencias sugiere que la hiperactividad simpática nocturna es la causa de los trastornos del sueño en la fibromialgia.

La ansiedad y el nerviosismo se explican también por el exceso constante de adrenalina. Cualquier persona a quien se le inyecte adrenalina se vuelve inquieta y temblorosa. Las manos frías y a veces amoratadas se explican por el mismo mecanismo.

El aumento en la cantidad de adrenalina explicaría, asimismo, la sequedad constante en la boca y en los ojos. Ésta es una asociación bien establecida. Cualquier individuo que se prepare para hablar en público probablemente reconozca esta experiencia.

Otros autores han llevado a cabo estudios de variabilidad del ritmo cardiaco en pacientes con síndrome del intestino irritable. Los resultados son idénticos a los nuestros. Se demuestra una hiperactividad simpática, acompañada de una respuesta deficiente al estrés.

Capítulo aparte merecen las investigaciones .hechas en casos de cistitis no infecciosa (el término médico es *cistitis intersticial*). Ya se dijo que ésta es una entidad que acompaña frecuentemente a la fibromialgia y que se manifiesta con urgencia, ardor y dolor al orinar, en ausencia de una infección que explique las molestias. Debido a que en los casos de la cistitis los síntomas están contenidos en un espacio cerrado y bien delimitado (la vejiga), las investigaciones acerca de las alteraciones en esta entidad se hacen más sencillas. Se ha comprobado que las pacientes con cistitis intersticial tienen niveles elevados de adrenalina en la orina. En las biopsias de la pared de la vejiga se ha constatado un aumento de las fibras nerviosas simpáticas.

Otro punto distintivo muy importante de la cistitis intersticial, que ayuda mucho a la investigación de sus causas, es que existen modelos animales de la enfermedad. Los gatos desarrollan esta patología, y en ellos se han corroborado plenamente tanto la proliferación de las fibras simpáticas como el exceso de adrenalina dentro de la vejiga.

Las alteraciones inmunológicas, que se presentan con alguna frecuencia en la fibromialgia, como el aumento de las reacciones alérgicas o la infección recurrente de las mucosas por el hongo denominado *cándida,* también pueden estar asociadas a la hiperactividad simpática. Se ha comprobado que dicha hiperactividad inhibe el tipo de reacción inmunológica conocida como *respuesta Th1,* que nos defiende, entre otras muchas cosas, de la infección por hongos. Por otro lado, la hiperactividad simpática favorece la *respuesta Th2,* que es la encargada de la inmunidad asociada a las reacciones alérgicas.

114

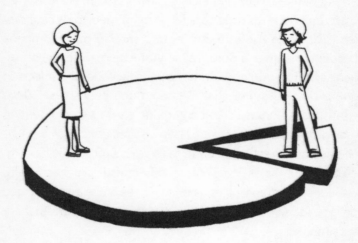

Una de las incógnitas de la fibromialgia es la razón para la disparidad de sexos, ya que el padecimiento afecta a nueve mujeres por cada hombre. La explicación no se conoce; sin embargo, es interesante observar que el sistema nervioso simpático de las hembras es diferente al de los machos, tanto en su estructura como en su función. Esto se hace patente de manera más clara en los modelos animales. Después de un traumatismo, las hembras desarrollan más interconexiones anormales entre las vías del dolor y el sistema simpático. Entre los humanos sanos, es bien conocido que las mujeres tienen un tono simpático basal más elevado que los hombres. Esto se manifiesta en un fenómeno común pero poco apreciado, y es que las mujeres, por lo general, tienen las manos más frías y más húmedas que los varones. Las hormonas femeninas probablemente juegan un papel en esta peculiaridad.

Otras de las razones de esta incesante hiperactividad simpática, de este constante exceso de adrenalina, se pueden encontrar en el estresante medio ambiente contemporáneo. Vivimos un mundo de constante (des)información frívola. Estamos sometidos a un tren de vida enajenado. Con la industrialización se han perdido los ciclos día/noche. Las dietas son insanas y se ha abandonado la costumbre de hacer ejercicio. Las relaciones intrafamiliares son más complicadas. Con frecuencia el ambiente laboral es hostil.

Las personas tratan de adaptarse a este estilo de vida enajenado, forzando su sistema de regulación interna y de adaptación al medio ambiente (el sistema nervioso autónomo). En ciertos casos el sistema se quiebra en el intento; entonces, la enfermedad aparece. Las personas más susceptibles a enfermarse son aquellas quienes, por constitución genética, no desalojan adecuadamente la adrenalina de su cuerpo.

EN SÍNTESIS

Estudios electrocardiológicos avanzados han mostrado que las pacientes con fibromialgia tienen una importante alteración en el funcionamiento del sistema nervioso autónomo.

Hay pérdida de la elasticidad del sistema, con una incesante hiperactividad día y noche. Esto se traduce en excesiva producción de adrenalina durante las 24 horas del día.

Esta alteración explica las diversas manifestaciones del padecimiento.

La fibromialgia puede concebirse como un intento fallido de nuestro principal sistema de regulación para adaptarse a un medio ambiente cada vez más hostil.

CAPÍTULO XIX

LA DISFUNCIÓN DEL SISTEMA NERVIOSO AUTÓNOMO

EXPLICA TAMBIÉN EL DOLOR

Las molestias cardinales de la fibromialgia, el dolor generalizado y la hipersensibilidad a la palpación, también pueden explicarse por la alteración del funcionamiento del sistema nervioso autónomo, a través del mecanismo denominado *dolo neuropático mantenido por el sistema simpático*.

Nosotros proponemos que en la fibromialgia el dolor es de tipo *neuropático*, es decir, que se produce por una alteración intrínseca en las vías transmisoras del dolor, como se describe en el capítulo III.

Otros ejemplos de dolor neuropático: el provocado por diabetes de larga duración, el que se observa después de una infección por el virus *herpes zóster* (la llamada *neuralgia posherpética*), la neuralgia del trigémino o la distrofia simpático-refleja.

La fibromialgia reúne todas las características del dolor neuropático:

- Como se indicó en el capítulo III, el dolor neuropático se acompaña de sensaciones anormales *(parestesias)*, como quemazón, hormigueo, calambres o molestias al usar ropa apretada. Nuestros estudios muestran que la inmensa mayoría de las pacientes con fibromialgia tienen dichas sensaciones.

- Otra característica neuropática es la *alodinia,* esto es, el despertar dolor bajo un estímulo que normalmente no es doloroso (como puede ser apretar un brazo o aplicar presión en la zona del cuello). Ya hemos visto que uno de los rasgos definitorios de la fibromialgia es la presencia de ciertos puntos dolorosos a la palpación, que reflejan un estado de alodinia generalizada.

- El dolor neuropático se acompaña también de una "sensibilización central" de las vías del dolor, la cual se manifiesta por el fenómeno de resonancia o agrandamiento, descrito en el capítulo III. Como quedó dicho, la sensibilización central es una anormalidad plenamente comprobada en la fibromialgia.

- Aunque la propuesta es novedosa y necesita de mayor investigación para corroborarse, la consideración de la fibromialgia como un tipo de dolor neuropático está ganando adeptos en la comunidad científica. Hemos encontrado ventajas en esta clasificación, pues permite, por un lado, aprovechar los nuevos conocimientos sobre mecanismo y tratamiento de dolor neuropático y aplicarlos a la fibromialgia; por otro lado, otorga validez al dolor fibromiálgico, ya que pocas personas dudarían de la veracidad del dolor en el caso de una neuralgia del trigémino o de una neuralgia posherpética.

- Hay un tipo de dolor neuropático que se mantiene por una actividad excesiva del sistema simpático. En esta

119

situación se observa un excesivo tráfico simpático, el bloqueo de las vías simpáticas disminuye el dolor y la inyección de adrenalina reaviva el dolor. Estas alteraciones están presentes en la enfermedad.

- Existe una incesante hiperactividad simpática, como lo demuestran los diversos estudios de variabilidad del ritmo cardiaco.

- El dolor disminuye con el bloqueo simpático. Investigadores escandinavos han probado que en la fibromialgia el bloqueo de un importante ganglio simpático del cuello —denominado *ganglio estelar*— es seguido por una disminución del dolor en la zona inervada por dicho ganglio.

- La inyección de adrenalina reaviva el dolor en las pacientes con fibromialgia. Llevamos a cabo un estudio en el cual las pacientes fueron inyectadas con cantidades mínimas de adrenalina en un brazo y con una sustancia inocua (placebo) en el otro. Ni las pacientes ni el médico sabían qué sustancia se les había inyectado. El mismo procedimiento se utilizó en pacientes que tenían otra enfermedad dolorosa crónica, la artritis reumatoide, y en un grupo de personas sanas. Los resultados mostraron que la mayoría de las pacientes con fibromialgia sintieron dolor con la inyección de adrenalina, pero esto no sucedió en los otros dos grupos de control.

Típico del dolor neuropático, mediado por el sistema simpático, es el inicio después de un fuerte traumatismo, como se observa en el síndrome denominado *distrofia simpático-refleja*, que mencionamos antes.

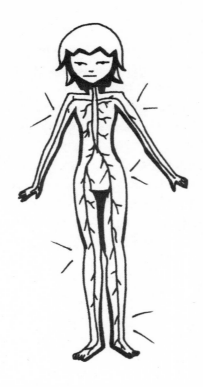

Existen importantes similitudes entre la fibromialgia y la distrofia simpático-refleja. Ambas entidades afectan predominantemente a mujeres, y tienen frecuente inicio postraumático. Tanto en la una como en la otra se han encontrado alteraciones del sistema nervioso simpático, y sus manifestaciones comunes son dolor, parestesias e hipersensibilidad a la palpación. Además, las dos enfermedades parecen responder a los bloqueos de las vías simpáticas. Nosotros proponemos que la fibromialgia es una forma generalizada de distrofia simpático-refleja.

El siguiente esquema resume nuestra propuesta acerca de los mecanismos que desatan y mantienen la fibromialgia. La alteración fundamental es un exceso de adrenalina (estado hiperadrenérgico). El factor disparador de la enfermedad puede ser un traumatismo físico o emocional, o bien una infección. Se establecen entonces conexiones anormales entre el sistema simpático y las vías dolorosas, naciendo así el dolor, la hipersensibilidad a la presión y las sensaciones anormales (parestesias). El exceso de adrenalina produce otras manifestaciones del padecimiento, como el insomnio, la ansiedad y el intestino irritado. La constante hiperactividad del sistema lo torna exhausto, y aparece así la fatiga.

EN SÍNTESIS

Utilizando un nuevo método computacional denominado *análisis de la variabilidad del ritmo cardiaco,* hemos encontrado que las pacientes con fibromialgia tienen alterado el funcionamiento del sistema nervioso autónomo.

Dicha alteración se caracteriza por una incesante hiperactividad de la rama simpática aceleradora, con producción excesiva de adrenalina (esto provoca insomnio). Debido a esta actividad forzada, el sistema se vuelve exhausto e incapaz de responder a estímulos adicionales (esto causa fatiga).

La alteración del sistema nervioso autónomo ofrece una explicación coherente para todas las manifestaciones de la fibromialgia.

Proponemos que el dolor en la fibromialgia se debe a una alteración intrínseca de los nervios que transmiten el dolor. A esto se le denomina *dolor neuropático.*

Planteamos que el exceso constante de adrenalina es la causa del dolor neuropático presente en la fibromialgia.

123

CAPÍTULO XX
EL TRATAMIENTO HOLISTA

En el tratamiento de muchas enfermedades convencionales el paciente juega un papel pasivo, como consumidor de medicamentos o receptor de intervenciones quirúrgicas. El régimen de la fibromialgia es totalmente diferente. Para aliviar esta enfermedad, la paciente y sus allegados deben de tomar una postura activa y propositiva. El elemento más importante para un tratamiento exitoso es, primero, *entender,* para después poder *afrontar* el padecimiento.

Entender que no es una enfermedad imaginaria. Que el dolor y los demás síntomas son reales, y que existe una explicación coherente para la presencia de molestias tan diversas en la misma persona. Entender que los nervios encargados de transmitir el dolor están realmente irritados. Que el dolor no revela un daño progresivo en los músculos, las articulaciones u otra estructura interna del cuerpo. Entender que el principal sistema de regulación interna y de adaptación al medio ambiente está descompuesto. Que frecuentemente hay un impacto emocional negativo, y éste puede desempeñar un papel importante en la perpetuación del padecimiento. Entender las razones fundamentales por las cuales la fibromialgia es tan común en nuestros días. Como se mencionó previamente, la modernidad ha propiciado un medio ambiente más hostil. Las personas intentan ajustarse a la nueva realidad forzando su principal sistema de adaptación. En los casos de fibromialgia el sistema pierde elasticidad, se quiebra, y la enfermedad aparece. Por tanto, todo lo que sea violentar nuestro sistema de adaptación, mediante inmoderada tensión física o emocional, es perjudicial. Reconocer que, con frecuencia, las personas con fibromialgia son inflexibles y perfeccionistas. No logran estar satisfechas con su propio desempeño. Se apropian de los problemas de los demás.

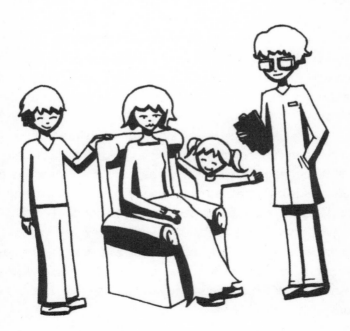

Si se entiende y se reconoce esto, se verá que como consecuencia lógica, todo lo que lleve a un estilo de vida sano y sosegado es beneficioso. Sin embargo, los consejos "relájate" o "échale ganas" son frases huecas si no se proveen con las herramientas y el apoyo correspondientes para llevarlos a cabo.

La segunda parte de la fórmula exitosa es *afrontar* la enfermedad. La paciente y sus familiares deben tomar un papel activo en la rehabilitación, y no esperar que una píldora mágica cure todos los malestares.

Muchas personas sienten alivio cuando se les informa el diagnóstico de fibromialgia, ya que, después de muchos años, encuentran una explicación lógica y coherente a sus múltiples molestias. Este alivio es más acusado en aquellos casos de pacientes que habían sido erróneamente diagnosticados y tratados como si sufriesen una enfermedad degenerativa. Un diagnóstico adecuado ayuda también a detener el peregrinaje de las pacientes por los consultorios médicos, y, por ende, evita el gasto en numerosos estudios innecesarios y tratamientos engorrosos.

Con la fibromialgia ocurre algo similar a lo que sucede en otras enfermedades crónicas, como la osteoartritis, la diabetes o la hipertensión arterial. Hay un espectro de gravedad que parte desde la normalidad y que gradualmente se va alterando hasta llegar al otro extremo del espectro, en donde el grado de las alteraciones causa incapacidad. Por tanto, existe un subgrupo de pacientes en el que la explicación es suficiente para poder continuar con su vida normal; en el polo opuesto están los casos que necesitan diversas modalidades de intervenciones para poder salir adelante.

El tratamiento debe ser *individualizado y holista*. Individualizado, porque dos pacientes pueden responder de manera diferente, y hasta contraria, a un mismo tratamiento; por tanto, es preciso elaborar una prescripción que se ajuste a las particularidades de cada persona. *Holista*, porque hay que entender a cada persona como una unidad bio-psico-social. Es necesario atender las molestias físicas y su repercusión emocional; también definir el papel que juega un medio ambiente hostil en cada caso en particular. La terapia holista se puede lograr mediante diversas técnicas y disciplinas, así como con terapia física y medicamentos. En la actualidad es totalmente irreal pensar que una píldora mágica vaya a curar todas las molestias de la fibromialgia.

EN SÍNTESIS

Fundamental para un tratamiento exitoso es entender las peculiaridades del padecimiento.

Con frecuencia, la enfermedad aparece en un intento fallido por adaptarnos a un medio ambiente hostil.

El dolor es real, pero no significa un daño progresivo en los músculos o en las articulaciones.

El dolor crónico provoca cambios emocionales negativos que también hay que atender.

La paciente, bien informada, debe tomar parte activa en su rehabilitación, aliada con sus familiares y los profesionales de la salud.

No existe una fórmula única que sea eficaz para todas las pacientes. Hay que dosificar los diversos tipos de tratamiento de acuerdo con las particularidades de cada persona.

CAPÍTULO XXI

Tratamientos no medicamentosos

Hay ciertas técnicas y disciplinas que, por medio de estudios controlados, han probado su efectividad para mejorar las molestias de la fibromialgia. Conviene hacer hincapié en que se está hablando de mejoría, no de curación.

La actitud hacia la enfermedad

Si la actitud de la paciente es la de reconocer y asumir la presencia de los síntomas, así como la de sentirse capaz de manejarlos, el pronóstico es más favorable. Si, en cambio, la paciente se ve arrollada por el padecimiento, incapaz de reaccionar ni de tomar medidas por su cuenta, para mejorar, y además alberga sentimientos catastróficos, el pronóstico es más sombrío. Este fenómeno se ha comprobado no sólo en la fibromialgia, sino en otras enfermedades reumáticas, como la artritis reumatoide y la osteoartritis.

Hay técnicas psicológicas de *autoeficacia* que consisten en:

- Ponerse metas asequibles en relación con las actividades físicas, para luego cumplirlas.

- Ver y seguir el ejemplo de otras personas que han logrado sobreponerse a la enfermedad.
- Recibir retroalimentación positiva por parte de pacientes y profesionales de la salud.
- Entender las reacciones fisiológicas del cuerpo. Razonar que el constante exceso de adrenalina, que caracteriza la fibromialgia, es el causante de las múltiples molestias.

Esto se puede lograr a través de grupos pequeños de autoayuda.

Terapia grupal

En el caso de la fibromialgia, la terapia en grupos de 10 a 15 personas es beneficiosa. El grupo debe tener una actitud proactiva. Hay dos personajes clave para que esto suceda: el primero es una paciente rehabilitada, que pueda mostrar que sí se puede salir del atolladero de la fibromialgia. Una líder que se sirva de su experiencia pasada como incentivo para mostrar a sus compañeras el camino para salir adelante, que anime constantemente al grupo hacia la mejoría. El segundo personaje clave es una psicóloga, que tenga los conocimientos de las diversas técnicas cognitivo-conductuales y que esté familiarizada con la enfermedad. Hay que insistir en que la actitud del grupo debe ser siempre la de búsqueda de una mejoría. Son contraproducentes las terapias de grupo que se convierten en un corrillo de lamentaciones.

La terapia grupal ofrece la ventaja adicional de que reduce los costos del tratamiento.

Está claro que no en todos los casos de fibromialgia está indicada la terapia de grupo.

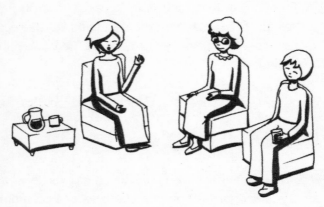

Ejercicio

Las molestias principales de las pacientes son el dolor y la fatiga. Es obvio que estos dos síntomas se contraponen directamente al ejercicio. Con razón, las pacientes a veces protestan, diciendo: ¿cómo quiere que haga ejercicio si apenas puedo moverme? Aquí la clave es la palabra *graduado,* es decir, el ejercicio dosificado según las limitaciones de la persona.

También hay evidencias científicas que avalan el beneficio del ejercicio en los diversos síntomas de la fibromialgia, como el dolor, el cansancio y el número de puntos dolorosos.

Nosotros recomendamos comenzar con ejercicios de estiramiento. También son aconsejables los movimientos en el agua *(aqua-aerobics).* La gimnasia aeróbica es útil, e incluye la caminata en un lugar relajante, preferentemente rodeado de vegetación, montar en bicicleta y la natación. En una etapa más avanzada de la rehabilitación están indicados los ejercicios de fortalecimiento muscular. Otra modalidad efectiva es practicar diversos tipos de danza. Las terapias físicas deben realizarse por la mañana; hay que evitar hacerlas durante la noche, ya que pueden interferir con el sueño.

Las disciplinas orientales como el *tai-chi* y *qi-gong* están basadas en el concepto *yin-yang*. La práctica de dichos movimientos armoniza el funcionamiento del sistema nervioso autónomo; por tanto, son recomendables en caso de fibromialgia.

Los ejercicios respiratorios son beneficiosos ya que modulan de manera directa el sistema nervioso autónomo. La respiración diafragmática disminuye los niveles de adrenalina. Para practicar este tipo de respiración deben de seguirse los siguientes pasos:

133

- La posición inicial debe ser acostada, con una almohada debajo de las rodillas
- Una mano se pone en el área del ombligo y la otra sobre el pecho. Al meter el aire (inhalación), el abdomen se debe agrandar mientras que el tórax se mueve poco.
- Las inhalaciones deben ser lentas, a través de la nariz, y las exhalaciones relajadas, a través de los labios semiapretados. Los ciclos respiratorios deben tener un ritmo aproximado de seis por minuto.
- Las sesiones deben durar de cinco a 10 minutos.
- El simular un bostezo ayuda a reconocer cómo se produce la respiración diafragmática.

Terapia cognitivo-conductual

Consiste en una serie de estrategias psicológicas que explican a las pacientes cómo los diferentes tipos de creencias, pensamientos, expectativas y conductas pueden tener efectos tanto positivos como negativos en los síntomas de la enfermedad. Se enfatiza también el papel que puede desempeñar la persona en la mejoría de sus propios síntomas, y se le provee de técnicas específicas para paliar sus molestias. Por ejemplo, dividir el tiempo de manera más adecuada entre el trabajo, el descanso y las actividades placenteras, o seguir técnicas de relajación mediante ejercicios respiratorios, meditación, retroalimentación biológica o visualización de imágenes. Hay también intervenciones para reestructurar las creencias de las personas acerca de su enfermedad.

Es importante insistir en el hecho de que hay evidencia científica que avala la utilidad de las disciplinas arriba descritas en la fibromialgia. El motivo de la mejoría no está aclarado; sin embargo, conviene subrayar que estudios diferentes han concluido que dichas técnicas mejoran también el funcionamiento del sistema nervioso autónomo. Nosotros proponemos que ésta es precisamente la razón de la mejoría en los casos de fibromialgia.

Dieta

Hay que tomar en cuenta que gran porcentaje de pacientes sufre de intestino irritable. Esta condición debe visualizarse como una "fibromialgia del intestino", ya que se han demostrado, en el tracto digestivo, las mismas alteraciones de dolor, hipersen-

134

sibilidad a la presión y disfunción local del sistema nervioso autónomo. Muchas personas reconocen una relación directa entre la intensidad de las molestias intestinales y el dolor difuso. En el intestino irritable existe también la influencia de un medio ambiente hostil, en este caso con la ingestión de comida chatarra.

Contamos con escasa investigación escrupulosa que analice el papel de la dieta en la mejoría de la fibromialgia. Es claro que no hay una dieta única para la enfermedad. Por tanto, es adecuado eliminar cierto tipo de alimentos y observar si hay mejoría en las molestias al paso de varias semanas. Como norma general, hay que evitar alimentos ricos en grasas animales, que incluyen alimentos fritos, así como comidas demasiado condimentadas. La dieta debe ser predominantemente vegetariana. Todo tipo de frutas y verduras frescas son aconsejables. El pescado es beneficioso; hay que evitar la carne roja.

La habilidad del intestino para digerir los azúcares de la leche (la lactosa) disminuye lentamente con la edad. Además, hay personas intolerantes a la lactosa, por lo que es prudente hacer la prueba de evitar leche y queso fresco. Otras personas son intolerantes al gluten, que es la proteína contenida en trigo, cebada, avena y centeno. Las personas de origen europeo son más propensas a la intolerancia al gluten, mientras que las de origen americano lo son a la lactosa.

Los alimentos con alto contenido de azúcar simple (dulces, galletas o pasteles) deben ser evitados, ya que su fermentación provoca distensión abdominal. Estos carbohidratos también pueden inducir a una disminución tardía en los niveles de glucosa. El brusco ingreso de azúcares en el organismo hace que

135

se produzca demasiada insulina, con la consecuente hipoglucemia reactiva.

También es recomendable evitar el consumo excesivo de alcohol y el de bebidas que contengan sustancias parecidas a la adrenalina, como la cafeína; por tanto, lo mejor es apartar de la dieta los refrescos de cola y el café. Existe la posibilidad teórica, que no se ha corroborado, de que el aspartame contenido en los refrescos de dieta, por su semejanza química con el aspartato, pudiese tener cierta acción irritante en los casos de fibromialgia. En vista de esta posibilidad, es conveniente abstenerse de este tipo de bebidas. Una consideración similar aplica al glutamato monosódico, utilizado para mejorar el sabor de los alimentos. Diversas sopas enlatadas, frituras y la salsa de soya utlizada para condimentar comidas orientales, contienen esta sustancia.

Muchas pacientes con esta enfermedad tienen la presión arterial baja; esta anomalía puede favorecer la presencia de molestias como el cansancio y el mareo. Una manera sencilla de intentar mejorar estas alteraciones es beber agua con alto contenido de minerales, pues favorece el aumento de la presión arterial.

Por lo general, no son recomendables las bebidas comerciales para deportistas, con alto contenido mineral, ya que aportan también glucosa y otro tipo de sustancias.

Tabaquismo

Aparte de las recomendaciones dietéticas, es adecuado abstenerse de fumar, ya que la nicotina perjudica el funcionamiento del sistema nervioso autónomo.

Medidas higiénicas para mejorar el sueño

La falta de sueño reparador ocurre hasta en 90 por ciento de las pacientes con fibromialgia, y tiene un impacto negativo en el dolor y la fatiga. Un periodo de sueño adecuado es fundamental para mantener un adecuado ritmo circadiano. Las siguientes medidas ayudan a reajustar nuestro reloj biológico:

- *Acostarse y levantarse a la misma hora.* Es una rutina fundamental para regular nuestro reloj biológico. Aunque la calidad del sueño haya sido mala durante la noche, hay que intentar levantarse siempre a la misma hora.
- *Evitar siestas durante el día.*
- *No ingerir alcohol seis horas antes de dormir.* Aunque el alcohol puede tener un efecto sedante inmediato, es estimulante en el mediano plazo.
- *Cenar ligero, sin cafeína ni tabaco.*
- *El ejercicio debe ser en la mañana, no antes de dormir.*
- *La cama debe ser cómoda.*
- *La cama se usa para dormir y/o tener relaciones íntimas.* No utilizarla como mesa de trabajo. Nuestra mente debe asociar "cama" con "dormir".
- *La temperatura de la habitación debe ser fresca.* Utilizar cobertores en caso necesario.
- *Al levantarse hay que exponerse a la iluminación solar.* Esto ayuda a regular nuestro reloj biológico.
- *No llevar a la cama las tareas no finalizadas, ni los pleitos del día.*
- *Establecer rituales preparatorios.* Lectura, música relajante, meditación y/o baño en tina.

- *No ver televisión antes de dormir.*
- *No ingerir medicamentos que alteren el sueño.*
- *En caso de despertarse a media noche y no poder volver a conciliar el sueño, es* mejor irse a otra habitación y hacer alguna lectura sobre un tema relajante.

EN SÍNTESIS

Además de los medicamentos, hay una variedad de medidas efectivas que mejoran las molestias de la fibromialgia.

Éstas son: una actitud positiva frente a la enfermedad; la terapia grupal; el ejercicio graduado; los ejercicios respiratorios; la terapia cognitivo-conductual; la dieta vegetariana, sin irritantes ni sustancias parecidas a la adrenalina; no fumar y seguir conductas encaminadas a mejorar el sueño.

138

CAPÍTULO XXII

EL TRATAMIENTO CON MEDICAMENTOS

Se deben utilizar medicamentos *en casos estrictamente necesarios y bajo la supervisión directa de un médico. Nunca automedicarse.* Ya vimos que la fibromialgia produce molestias en diferentes partes del cuerpo. El peligro constante es que a la paciente se le administre uno o más medicamentos por cada síntoma (para el dolor de cabeza, el dolor muscular, el intestino irritado, la cistitis, la ansiedad, etc.). Consumir múltiples medicamentos (la polifarmacia) no mejora la enfermedad y pone a la paciente en peligro de desarrollar efectos colaterales indeseables. Hay que recordar que las personas con fibromialgia son especialmente sensibles a los fármacos, por lo cual conviene iniciar cualquier tratamiento con una dosis mínima e irla aumentando paulatinamente.

La polifarmacia es un peligro perenne en la época actual, debido a la fragmentación de la medicina en especialidades. Por tanto, lo mejor es que un solo médico coordine el tratamiento y que pida consulta al especialista en caso necesario.

Con frecuencia surge esta pregunta: ¿qué tipo de especialista es el más indicado para tratar a las personas con fibromialgia? Desde el punto de vista histórico, los reumatólogos son los médicos que han definido la enfermedad y que, mediante la investigación, han ayudado a entender mejor sus mecanismos. Sin embargo, las evidencias actuales muestran que la fibromialgia es una enfermedad neurológica. Creemos que, en lugar de un especialista bien definido, el médico más adecuado es aquel que entienda y que crea en la fibromialgia, que tenga una visión integral de la medicina y que esté familiarizado y sea capaz de diferenciar esta enfermedad de los múltiples padecimientos con los cuales puede confundirse.

Medicamentos para el dolor

141

La fibromialgia no es un proceso inflamatorio; por tanto, los medicamentos antiinflamatorios del tipo del naproxeno, diclofenaco o celecoxib tienen poco efecto en el dolor. Son útiles cuando existe otro componente doloroso asociado, como una bursitis u osteoartritis.

Analgésicos

Son más útiles los llamados *analgésicos puros* del tipo del paracetamol, con una dosis inicial de 500 miligramos tres veces al día, la cual se puede incrementar hasta 750 miligramos cuatro veces al día.

Un analgésico más potente es el tramadol. Este compuesto actúa sobre los receptores opioides del cerebro, por esto se le llama *analgésico de acción central*. Se utiliza a una dosis inicial de una tableta de 50 miligramos tres o cuatro veces al día. Esta sustancia presenta la ventaja de que también se puede suministrar en gotero, en una concentración de 10 miligramos por mililitro, lo cual permite una dosificación más cuidadosa. Una dosis adecuada de inicio es de cinco a 10 gotas, tres o cuatro veces al día. El tramadol puede tener, como efectos secundarios, náuseas y mareos.

Estos dos medicamentos (paracetamol y tramadol) se han utilizado en combinación, para casos con dolor más intenso.

Medicamentos antineuropáticos

Como se asentó previamente, el dolor de la fibromialgia tiene características neuropáticas. Hay sustancias que disminuyen la excitabilidad de los nervios que transmiten el dolor. Son los llamados medicamentos *antineuropáticos*. Se usan en padecimientos como la neuralgia posherpética o la neuropatía diabética. Dichas sustancias pueden resultar igualmente eficaces en la fibromialgia. Como ejemplo de medicamentos pertenecientes a este grupo está la gabapentina. Actualmente se llevan a cabo estudios controlados para evaluar su efectividad en la fibromialgia.

Dentro de este grupo se incluye un nuevo fármaco, denominado *pregabalina*. En estudios controlados, ha demostrado ser efectivo en la fibromialgia. De hecho, es el primer medicamento formalmente autorizado para utilizarse en este padecimiento. La pregabalina ayuda también en la ansiedad y el insomnio.

Estos compuestos parecen ser más útiles en aquellos casos con dolor intenso que se acompaña de parestesias prominentes (ardores, hormigueo, sensación de choques eléctricos). El hecho de que los agentes antineuropáticos funcionen en la fibromialgia es un argumento adicional a favor del origen neuropático del dolor.

Antidepresivos

En la fibromialgia, y otros padecimientos dolorosos crónicos, se han utilizado fármacos antidepresivos con fines analgésicos. El que más se usa es la amitriptilina, un compuesto que pertenece al grupo de los llamados *antidepresivos tricíclicos*. Las dosis que se recomiendan para tratar la fibromialgia son menores a las usadas en la depresión. La amitriptilina, con una dosis inicial de 10 miligramos por la noche (la cual puede incrementarse paulatinamente), es eficaz contra el insomnio, la fatiga y el dolor, en ese orden. Algunos pacientes no toleran ni siquiera estas pequeñas dosis, ya que experimentan los efectos contrarios, como ansiedad nocturna, mareo y boca seca durante el día.

Otra clase de antidepresivos son los llamados *inhibidores selectivos de la recaptura de serotonina*, grupo al que pertenece la fluoxetina. Los estudios controlados en fibromialgia no mostraron mejoría del dolor, pero sí en el ánimo de las pacientes. Estos resultados son una evidencia adicional de que el dolor y la depresión son dos manifestaciones diferentes.

En la actualidad, se está investigando el perfil de seguridad y de beneficio de varios compuestos. Es alentador observar cómo por fin las grandes compañías farmacéuticas han puesto su atención en el estudio de la fibromialgia. A continuación se mencionan algunos de estos nuevos fármacos.

Hay una nueva clase de antidepresivos inhibidores duales de la recaptura de serotonina y adrenalina, como la venlafaxina, el milnacipran y la duloxetina; estos dos últimos han mostrado, mediante estudios controlados de corta duración, que son capaces de paliar el dolor en un subgrupo de pacientes con fibromialgia. Hay que esperar los resultados de estudios a más largo plazo para poder concluir si estas sustancias están indicadas en el tratamiento crónico. También se encuentran en proceso de evaluación los medicamentos analgésicos derivados del principio activo de la marihuana *(canabinoides)*.

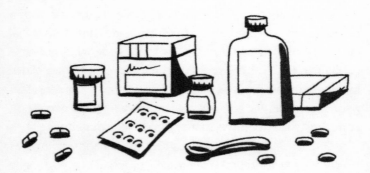

Moduladores de la serotonina

Aparte de los antidepresivos, hay otro grupo de fármacos que inciden sobre diversos receptores de la serotonina. Dichos medicamentos fueron diseñados originalmente para controlar la náusea y el vómito en pacientes sometidos a quimioterapia. El más conocido es el tropisetron, el cual, en un estudio controlado de muy corta duración (10 días), demostró ser efectivo en el tratamiento de esta enfermedad.

Un temor frecuentemente expresado por las pacientes es el peligro a la adicción de los medicamentos. Aquí hay que diferenciar dos circunstancias. La primera es que el efecto benéfico del medicamento sobre el dolor influya para que la paciente quiera seguir utilizándolo; esto no es adicción, sino dependencia del efecto benéfico del tratamiento. La segunda circunstancia, muy diferente, es la verdadera adicción, que se define como el uso ilegal de los medicamentos, mediante métodos fraudulentos de obtención, para obtener efectos eufóricos. La experiencia ha mostrado que la adicción a los analgésicos es excepcional en las personas con fibromialgia.

Cuando existe un área del cuerpo particularmente dolorosa, donde se encuentra un "punto gatillo" que al presionarlo empeore el dolor en la zona circunvecina, es adecuado inyectar en ese punto un anestésico local del tipo de la xilocaína.

El uso de xilocaína por vía endovenosa está indicado en casos de dolor extremo. La literatura médica contiene descripciones anecdóticas con resultados favorables, pero hay que señalar que el uso de xilocaína endovenosa puede tener complicaciones serias.

Medicamentos que pueden ayudar al sueño

Al principio de la noche, todos los mamíferos secretan una hormona que ayuda a conciliar el sueño; se llama *melatonina* y es secretada por la glándula pineal. La melatonina favorece el sueño de forma natural, por lo que se utiliza para el insomnio asociado con la fibromialgia, en dosis inicial de tres miligramos, que se puede incrementar hasta cinco miligramos. Este compuesto es también efectivo para combatir el llamado *jet-lag* de los viajes trasatlánticos.

Hay un grupo de fármacos que se utilizan para combatir las reacciones alérgicas. Un efecto colateral frecuente es la sedación, que servirá para aliviar el insomnio. El mejor ejemplo de este tipo de compuestos es la difenhidramina, que se puede consumir, por la noche, en una dosis de 50 miligramos.

Como se mencionó anteriormente, algunos médicos recomiendan, para el insomnio, cantidades bajas de antidepresivos tricíclicos, tales como la amitriptilina, con una dosis inicial de 10 miligramos por la noche. Los tranquilizantes del grupo de las benzodiacepinas también se usan para este fin; por ejemplo, el clonacepam en dosis inicial de 0.5 miligramos por la noche. Este compuesto puede utilizarse igualmente durante el día, para combatir la ansiedad. Otros medicamentos de este grupo son el zolpidem y el lorazepam.

Nunca está de más reiterar que todos los medicamentos deben ser administrados bajo estricta y directa supervisión médica.

Medicamentos para el intestino irritable

Como se anotó en el capítulo VIII, las personas con fibromialgia a menudo sufren de intestino irritable, el cual produce dolor abdominal con distensión y estreñimiento que puede o no alternarse con diarrea. Cuando la irritación intestinal se manifiesta primordialmente con diarrea es más fácil controlarla con fármacos que disminuyen la motilidad intestinal, como la loperamida o el difenoxilato. Estos agentes se deben dar como preventivos, sin esperar a que aparezca la diarrea, en dosis bajas, de una tableta por la noche, de manera constante. En muchos casos, se logra disminuir la urgencia de la deposición y, de esta manera, la paciente puede llevar, con más tranquilidad, una vida normal fuera de su casa.

Cuando el problema es principalmente estreñimiento, se pueden usar productos vegetales de acción local. Hay semillas que hidratan las heces, como el *Plantago psyllium*. Otros agentes, como los senósidos, son también sustancias vegetales que favorecen la motilidad intestinal. La vieja leche de magnesia es útil, con un valor añadido por su contenido de magnesio, un ion que de alguna manera promueve la analgesia. Si estas medidas no son suficientes, pueden usarse otros laxantes, como bisacodil o el picosulfato sódico.

147

Hay un nuevo medicamento para el estreñimiento persistente, llamado *tegaserod*. Su fórmula química es parecida a la serotonina, pero tiene una acción selectiva con los receptores tipo 4 de la serotonina (5-HT-4), lo que incrementa la motilidad intestinal. Los estudios hechos en pacientes con estreñimiento persistente debido a intestino irritable mostraron más eficacia que el placebo. La diarrea puede ser un efecto colateral indeseado de este compuesto.

Agentes bloqueadores de la adrenalina

En la fibromialgia existe una producción excesiva de adrenalina; por tanto, parece lógico emplear medicamentos antagonistas de esta sustancia en su tratamiento. Nosotros hemos utilizado dosis bajas (10 miligramos dos veces al día, como dosis inicial) de un bloqueador de los receptores *beta* de la adrenalina, llamado *propranolol*. Lo hemos aplicado en mujeres jóvenes con fibromialgia aquejadas de palpitaciones cardiacas, crisis de angustia o desmayos, con aparente buen resultado.

Las observaciones clínicas sugieren que el propranolol y sus congéneres no tienen efecto importante sobre el dolor. Para esta supuesta falta de acción benéfica existen dos posibles explicaciones.

Por un lado, el propranolol bloquea a un subgrupo de receptores de adrenalina, denominados *beta*. En los casos de dolor mediado por el sistema simpático, las interconexiones anormales de las vías del dolor son con los receptores *alfa*. Por otro lado, es posible postular que, una vez establecidas las interconexiones anormales entre el sistema simpático y las vías de transmisión del dolor, las alteraciones se vuelvan irreversibles.

Hacen falta estudios controlados que examinen de manera directa si los bloqueadores de los receptores beta de la adrenalina ayudan frente al dolor fibromiálgico.

Otras sustancias actúan en las uniones (sinapsis) nerviosas del cerebro, al modular la liberación de neurotransmisores del grupo de la adrenalina (a este grupo de neurotransmisores se les denomina con el nombre genérico de *catecolaminas)*. A este grupo pertenece la tizanidina, indicada también como relajante muscular.

Ya discutimos que en la fibromialgia hay una incesante hiperactividad del sistema simpático y, como consecuencia inevitable, una depresión en la función de su sistema antagónico —el parasimpático—. Está en proceso de estudio si una sustancia que incrementa el tono parasimpático —la piridostigmina— es útil en los casos de fibromialgia.

Otros medicamentos que actúan sobre el sistema nervioso autónomo: hay un grupo de sustancias con acción similar a la dopamina que se utilizan en la enfermedad de Parkinson. Estudios preliminares sugieren que uno de ellos, el pramipexol, podría ser útil en la fibromialgia. Se están llevando a cabo estudios controlados para saber si su beneficio es real. Lo que sí se puede afirmar ahora es que este tipo de fármaco es efectivo para aliviar el síndrome de las piernas inquietas que se presenta con frecuencia asociada a la fibromialgia.

Evolución del padecimiento

La fibromialgia tiene periodos de exacerbaciones y remisiones. No es un padecimiento que se agrave con la edad. De hecho, una observación detallada durante tres años, llevada a cabo en Canadá, mostró que el grupo, en general, mejoró, y que 30 por ciento de las pacientes manifestó una mejoría importante en ese lapso. No se pudo identificar ningún tratamiento en particular responsable de la mejoría. Está claro que es necesario descubrir tratamientos más efectivos para la fibromialgia.

EN SÍNTESIS

En el tratamiento de la fibromialgia deben tomarse los medicamentos imprescindibles —cuantos menos, mejor—, y siempre bajo vigilancia directa de un médico.

Para el dolor son útiles los analgésicos puros, del tipo del paracetamol o tramadol. Se usan también dosis bajas de los llamados antidepresivos tricíclicos.

Actualmente se investiga si los nuevos agentes antidepresivos son eficaces en el tratamiento crónico de la fibromialgia.

Los medicamentos antineuropáticos son prometedores, ya que hay datos que sugieren que el dolor fibromiálgico es precisamente de origen neuropático.

Se utilizan también sustancias que modulan a la adrenalina.

Para mejorar el sueño se emplean melatonina, difenhidramina, clonacepam y zolpidem, entre otros.

Para el intestino irritable se usa loperamida, en caso de diarrea, y leche de magnesia u otras sustancias que favorecen la motilidad intestinal, en caso de estreñimiento.

El pramipexol es útil en el síndrome de piernas inquietas.

CAPÍTULO XXIII

LA ATENCIÓN EN LOS SISTEMAS PÚBLICOS DE SALUD.
FIBROMIALGIA E INCAPACIDAD LABORAL

Hemos visto ya las dificultades para el diagnóstico y el tratamiento de la fibromialgia. La situación se torna aún más complicada en los sistemas encargados de atender la salud de grandes grupos de pacientes. Aunque los sistemas públicos de atención a la salud difieren significativamente entre los diversos países hispanohablantes, hay problemas comunes a todos ellos. El primordial, quizás, es que todos están saturados. El médico dispone de poco tiempo para atender a la paciente, por lo que darle más tiempo va en detrimento de las personas en espera y, como ya se ha explicado ampliamente, esta enfermedad produce muchos síntomas; por tanto, se necesita tiempo suficiente para valorarlos. Esta saturación y la consecuente falta de tiempo son una fórmula segura para la frustración, tanto de la paciente como del médico.

— Hay que decirlo con claridad: muchos médicos son reacios a tratar a pacientes con fibromialgia, por la falta de tiempo para atender sus múltiples síntomas, por la falta de conocimientos acerca de los mecanismos que llevan a la fibromialgia y también por la pobre respuesta a los medicamentos que se observa en muchos casos. Una de las grandes ineficiencias de los sistemas públicos de salud reside en la mala atención de padecimientos tan frecuentes y complejos como la fibromialgia.

Estamos convencidos de que esta enfermedad y padecimientos afines deben ser tratados en clínicas especiales. El médico ha de diagnosticar la enfermedad y, si está indicado, iniciar un tratamiento con el medicamento adecuado. Una vez diagnosticada, la paciente tendrá que ser conducida a un programa de tratamiento integral grupal, en donde se le ofrezcan las diversas modalidades terapéuticas: explicación, dieta, fisioterapia, intervenciones psicológicas y demás métodos discutidos en capítulos anteriores. El médico estaría disponible en caso necesario, para resolver dudas. Este tipo de programa reduciría las listas de espera, y es muy probable que sea más efectivo y más económico. Persistir con la añeja práctica sólo sirve de tierra fértil para la frustración y el desencuentro.

Otro punto importante que no se puede eludir es la relación de la fibromialgia con el trabajo. El dolor, la fatiga y la neblina mental son síntomas que impactan de manera negativa en las actividades rutinarias y también en el ámbito laboral. Ya se ha dicho que la gravedad de las molestias de la fibromialgia abarca un amplio espectro: por un lado, hay personas que, una vez conocidas las causas de sus molestias, pueden continuar con una vida prácticamente normal; en el otro extremo están las pacientes que, por la gravedad de sus síntomas, se sienten incapaces de rendir en el trabajo y buscan que los tribunales legales reconozcan su incapacidad laboral y les den la compensación económica correspondiente. Los estudios controlados muestran que el grado de incapacidad

153

de las pacientes con fibromialgia es similar al de aquellas que sufren de artritis reumatoide.

Está claro que la meta primordial, tanto de pacientes como de médicos, debe ser la mejoría de las molestias y no la obtención de un dictamen de incapacidad laboral. El dictamen de incapacidad laboral no es la solución, sino un mal menor, ya que la paciente continúa sufriendo los síntomas de la fibromialgia.

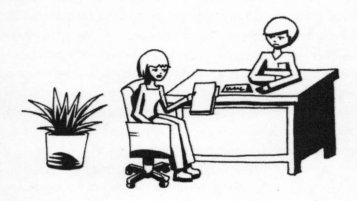

En el caso de dolor crónico, los juicios de incapacidad son especialmente difíciles, porque no existe ningún parámetro objetivo que mida la gravedad del padecimiento. El dolor siempre será una sensación subjetiva y privada, y siempre se acompañará de una emoción negativa. Como ya se mencionó, el examen físico de las pacientes con fibromialgia no muestra daños en la estructura del cuerpo, y los análisis de laboratorio son normales; por tanto, no existe una fórmula que se pueda basar en alteraciones objetivas para definir a quién se le debe conceder la incapacidad.

Los estudios practicados en países nórdicos desarrollados han mostrado que, con independencia de la enfermedad subyacente, hay un grupo determinado de pacientes que no pueden sostenerse dentro del marco laboral. Su perfil es el siguiente: con más frecuencia son solteras, tienen menos años de educación escolar, menos ingresos como producto de su trabajo, edad más avanzada, hacen maniobras físicas repetitivas en el desarrollo de sus actividades y no existe flexibilidad para modificar el ambiente interno del trabajo.

Los expertos estadounidenses en medicina del trabajo recomiendan una evaluación multidisciplinar de la posible incapacidad laboral, en la que participen médicos, psicólogos y especialistas en terapias ocupacionales. En esta evaluación es importante definir la existencia de varios factores:

- Factores estresantes en el ambiente de trabajo, que pudiesen ser modificados.
- Obvias incongruencias entre las demandas laborales y la capacidad de la paciente para cumplirlas.
- Definir si la persona que no puede con la carga laboral padece depresión u otro trastorno psicológico, que sea susceptible de ser tratado de modo específico.
- Definir si la persona se pudiese beneficiar con la concesión de un periodo de incapacidad temporal.
- Investigar la posibilidad de que la paciente sea reentrenada para desarrollar un trabajo diferente.

Las pacientes con fibromialgia tienen tanto derecho a la incapacidad laboral como cualquier otra persona con enfermedad crónica dolorosa. En los juicios de incapacidad deben intervenir, además de los abogados que atiendan los aspectos legales, médicos especialistas en padecimientos laborales y psicólogos. Se debe partir de la base de que las molestias de la fibromialgia son tan genuinas como las presentes en cualquier otra enfermedad reumática, y desde ahí buscar la mejor opción, sin perder de vista que la prioridad es la rehabilitación de la salud de las pacientes.

EN SÍNTESIS

La saturación de los servicios públicos de salud los convierte en lugares ineficaces para tratar pacientes con enfermedades tan complejas como la fibromialgia.

Se deben buscar alternativas innovadoras. La terapia grupal es una de ellas.

Los síntomas que provoca la fibromialgia dificultan la realización de actividades laborales.

Los juicios de incapacidad laboral deben partir del hecho de que las molestias que refiere la paciente son genuinas.

Hay opciones a la incapacidad laboral que requieren de una conciliación entre las limitaciones de la paciente y ciertas modificaciones en el ambiente laboral.

CAPÍTULO XXIV

TRATAMIENTOS COMPLEMENTARIOS Y ALTERNATIVOS

La medicina complementaria o alternativa se puede definir como el conjunto de procedimientos o sustancias originados fuera de la medicina científica, que son capaces de mejorar las molestias de los pacientes, pero que su efectividad todavía no ha sido demostrada mediante estudios controlados.

Hay que diferenciar los tratamientos complementarios o alternativos de la charlatanería, de la cual nos ocuparemos en el siguiente capítulo. Los tratamientos complementarios o alternativos merecen toda la atención y el respeto, pues muchos de ellos son útiles como parte del tratamiento integral de la fibromialgia.

La lista de remedios complementarios es inmensa. Se mencionan los más comunes y los que tienen relación con la fibromialgia. Se anota también si existen o no estudios controlados preliminares que avalen su eficacia. Por último, se evalúan brevemente las ventajas y desventajas de este tipo de tratamientos.

La quiropraxia

Es una escuela fundada en 1895 por Daniel David Palmer. Esta disciplina sostiene que la manipulación de la columna vertebral alivia el dolor mediante el acomodamiento de los cuerpos vertebrales subluxados. Los quiroprácticos han seguido unos estudios académicos específicos, y cuentan con órganos colegiados de supervisión. Esto sucede, sobre todo, en Estados Unidos, donde se originó esta modalidad de tratamiento. Hay evidencia científica que avala la efectividad de las manipulaciones quiroprácticas en el tratamiento del dolor de la parte baja de la espalda; sin embargo, los estudios controlados no han mostrado que las manipulaciones quiroprácticas sean efectivas en la mejoría de la fibromialgia.

159

Acupuntura

Es una venerable y milenaria disciplina china. Está basada en la idea de que existe una fuerza vital que corre a través del cuerpo e influye en sus funciones. La salud se debe a que la energía fluye sin obstrucciones, de manera armónica y equilibrada. Aquí entra una vez más el concepto del *yin* y el *yang*, que se abordó en el capítulo V. Se ha visto que la aplicación de la acupuntura eleva los niveles de endorfinas, que son los analgésicos naturales del cuerpo.

La acupuntura estimula puntos específicos del cuerpo, los cuales están frecuentemente localizados en meridianos, que, de acuerdo con esta filosofía, son los canales que conducen la energía. Es interesante observar la coincidencia entre la situación anatómica de los meridianos y la localización de los ganglios nerviosos simpáticos. La efectividad de la acupuntura está probada en el alivio de la náusea en pacientes que reciben quimioterapia. También se ha comprobado que es un buen analgésico. Los estudios controlados en fibromialgia muestran que es un método capaz de mejorar el dolor en algunas personas.

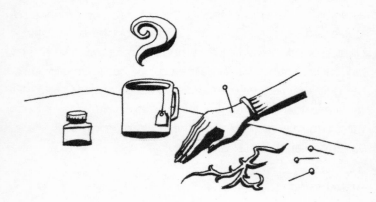

Homeopatía

Desarrollada a finales del siglo XVIII por Hahnemann, bajo el postulado de *los similares;* esto es, sustancias que causan un efecto indeseable en un sujeto sano pueden aliviar a la persona enferma si se utilizan en ínfima cantidad. La terapia consiste en la administración de un producto vegetal, el cual ha sido diluido en repetidas ocasiones. Un grupo en particular de investigadores estadounidenses encontró en un estudio controlado que cierto compuesto homeopático *(Verum LM)* aminoraba más el dolor de las pacientes con fibromialgia que el grupo de control que sólo recibió placebo.

Productos naturales neutraceuticales

Incluyen un grupo muy grande de diversas vitaminas, minerales, neurotransmisores, productos animales como cartílagos de tiburón y otras sustancias naturales como la glucosamina, condroitín y la S-adenosil-metionina (SAM-e).

La glucosamina y el condroitín parecen tener un efecto favorable en un tipo específico de artritis, la osteoartritis. No hay ninguna razón para pensar que puedan mejorar los síntomas de la fibromialgia.

El SAM-e es un compuesto interesante. Su fórmula proviene de la unión de la L-metionina con el trifosfato de adenosina (ATP). Es capaz de intervenir en diversos procesos metabólicos. Tiene propiedades analgésicas y antidepresivas. Un estudio danés doblemente cegado mostró que el SAM-e, en una dosis de 800 miligramos al día, es más eficaz que el placebo en la fibromialgia.

Hay varios productos naturales que no se han probado directamente en pacientes con fibromialgia y que, sin embargo, han demostrado tener acciones benéficas en síntomas que se presentan con frecuencia en este padecimiento, como el insomnio y la depresión.

Los extractos de la raíz de la valeriana (*Valeriana officinalis*) han mostrado efectividad en el insomnio. La hierba de san Juan (*Hypericum perforatum*) tiene acción positiva sobre la depresión leve y posiblemente también sobre la fatiga. El malato de magnesio podría tener algunas propiedades analgésicas. El *Ginkgo biloba* supuestamente mejora la memoria, pero su acción es similar a la de la cafeína, y ello empeora los estados de ansiedad, por lo cual no se recomienda en la fibromialgia.

Estimulación magnética transcraneal

Es un método no invasivo que intenta modular, mediante estimulación magnética, los centros de la corteza cerebral que perciben el dolor. Estudios preliminares han mostrado que este tipo de terapia tiene cierto efecto analgésico.

Con frecuencia, las pacientes sienten alivio con diversos tipos de masajes. La hipnosis también ha demostrado ser útil en algunos casos. Por otro lado, el uso de magnetos no ha verificado su eficacia.

La atracción hacia la medicina complementaria y alternativa. Sus claroscuros

162

Aparte del valor intrínseco de los métodos complementarios, hay otras razones por las cuales muchas personas se sienten atraídas por este tipo de tratamiento. Algunas de las razones se derivan de las deficiencias de la medicina ortodoxa, como la actitud paternalista y el poco tiempo que el médico dedica al paciente, o los efectos colaterales e indeseables de los medicamentos, que son más evidentes cuando el tratamiento se administra durante periodos prolongados, así como los altos costos de los mismos; por otra parte, la sociedad en general cada vez tiene expectativas más altas en relación con la calidad y la cantidad de vida productiva.

Está claro que los tratamientos complementarios tienen también su lado oscuro y hasta arriesgado. En muchos casos, la mejoría no se debe al compuesto activo de la sustancia ingerida, sino al efecto placebo que ésta induce, como se explicó en el capítulo IV. La rígida supervisión que se ejerce sobre la práctica de la medicina ortodoxa no existe en la medicina complementaria. Hay, entonces, una proliferación de verdaderos embaucadores que se hacen llamar *doctores* en diversos tipos de disciplinas, como la homeopatía, la acupuntura o la *naturopatía*, entre muchas otras. Lo veremos en el capítulo siguiente.

Se sabe que los efectos benéficos de los tratamientos complementarios son parciales y específicos para ciertos tipos de padecimientos dolorosos; sin embargo, es frecuente observar que ciertas disciplinas complementarias quieren utilizar su método como una verdadera panacea, con el argumento de que son efectivas en el tratamiento de todo tipo de enfermedades.

No hay un estricto control de calidad en los productos naturales; por tanto, no se puede confiar en la pureza de los mismos. En un estudio llevado a cabo en Estados Unidos se comprobó que 12 por ciento de las preparaciones que se vendían como ginseng no tenían este compuesto, y que en aquellos lotes que sí lo contenían las concentraciones de la sustancia variaban ampliamente y no correspondían con lo mostrado en las etiquetas de los envases.

Otra deficiencia de la medicina complementaria es la escasez de estudios serios que avalen su eficacia, de manera que el adherirse a determinado tipo de tratamiento es un acto más emocional que racional.

Hay un fenómeno evidente en muchas clases de tratamientos alternativos: es la constante mirada hacia el pasado. Esto se presenta de manera clara en la homeopatía, la quiropráctica y la acupuntura, en las cuales los principios y los tratamientos son muy similares a los promulgados años o siglos atrás. Está claro

163

que no existe ninguna ciencia ni tratamiento perfectos, y que la solución de las enfermedades se deriva del avance progresivo del conocimiento y no de la práctica estática y nostálgica de ritos terapéuticos antiguos.

EN SÍNTESIS

Los métodos complementarios o alternativos merecen ser tomados en cuenta en el tratamiento de la fibromialgia.

La acupuntura, el SAM-e, la hierba de san Juan y el maleato de magnesio, entre otros, pueden ser de utilidad.

Los métodos complementarios tienen su lado oscuro. No existe supervisión adecuada sobre las personas que se hacen llamar *doctores* ni sobre los remedios que promueven.

CAPÍTULO XXV

EL CHARLATÁN. CÓMO RECONOCERLO

El charlatán es un personaje carismático pero siniestro que ha acompañado a las enfermedades en toda la historia de la medicina. Se podría definir como un sujeto que se jacta de tener un remedio (generalmente la cura total) para alguno de los múltiples padecimientos crónicos. Es curioso observar que, en muchos casos, el charlatán no es un mentiroso contumaz, sino más bien una persona con poco juicio crítico acerca de la realidad e ignorante de la tremenda complejidad de las enfermedades crónicas. En ocasiones, posee una personalidad sociópata; es seductor en su forma de actuar, simpático, vehemente, transmite seguridad en sus afirmaciones, pero carece de escrúpulos y no le preocupan ni sus obvias limitaciones como terapeuta ni el estar engañando a los individuos más vulnerables de la sociedad, los enfermos crónicos.

El charlatán tiene un perfil lo suficientemente definido como para poder reconocerlo con independencia del hecho de si supuestamente cura el cáncer, la artritis o la fibromialgia. Por lo general, esta persona no tiene entrenamiento formal en el área donde se ubica la enfermedad. En ocasiones, ni siquiera es médico. Hace sus "descubrimientos" en solitario, y sin una base científica coherente. Sus seudoargumentos están empapados de jerga médica, pero sus planteamientos no resisten un escrutinio científico elemental.

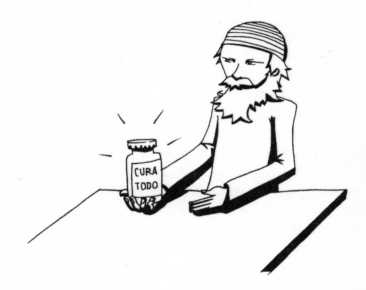

Este tipo de curanderos no se conforman con aportar un avance en el conocimiento de alguna enfermedad, sino que de golpe y porrazo descubren la curación, la solución completa a enfermedades complejísimas. Ignoran el hecho de que el conocimiento es una progresión ordenada de ideas y que no se puede dar ni por saltos ni por generación espontánea. Es imposible comenzar a construir un edificio en el último piso, sin antes haber plantado sus cimientos.

Con frecuencia, una coyuntura casual es el origen de su genial descubrimiento. Las evidencias de que cura (o mejora) la enfermedad nunca están basadas en estudios controlados, siempre están sustentados en la anécdota: fulano de tal tenía cáncer terminal, estaba desahuciado y al someterse a mi tratamiento se curó. Fulano de tal puede existir, pero probablemente nunca tuvo la enfermedad terminal de la que fue curado. El testimonio de una persona en particular es un gancho habitual para atrapar a sus víctimas. Cuando se le pregunta al charlatán dónde están las legiones de pacientes que, según él, ha curado con su método maravilloso, responde que ellos se quedaron tan contentos que no quieren saber nada de su pasado marcado por el padecimiento.

El charlatán no conoce límites; en su desvarío, es capaz de asegurar que su pócima maravillosa no sólo cura fibromialgia sino también osteoartritis (enfermedades totalmente diferentes) y todo tipo de reumas, lo que convierte a su remedio en una verdadera panacea.

El chamán que "cura" enfermedades reumáticas desconoce la existencia de su mejor aliado: el efecto placebo. Ignora el hecho de que cualquier analgésico que se considere efectivo debe aliviar a más de 30 por ciento de las personas que lo toman (véase capítulo IV).

Al charlatán le encanta la historia de David y Goliat. Argumenta que la razón por la cual su descubrimiento maravilloso no tiene aplicación universal son los intereses económicos de las compañías farmacéuticas, que conspiran en su contra. Arguye que la divulgación de su hallazgo las conduciría a la ruina. Sin embargo, no le causan empacho sus propios ingresos, derivados de la venta de su producto mágico.

La historia natural de este tipo de curanderos es la misma que la de las tiples de cabaret. Tienen su periodo de fama, para después ser olvidados y reemplazados por otra persona con trucos más novedosos y actitudes más seductoras. ¡Qué difícil debe ser para el charlatán contraer una enfermedad crónica y sobrellevarla, a sabiendas de que en el pasado abusó de la situación vulnerable en la que él ahora se encuentra!

Hay varios motivos que explican la atracción de la charlatanería sobre las pacientes. La primordial es la desesperación por su mal estado de salud, que las lleva a probar cualquier remedio con tal de conseguir la mejoría. Se necesita también cierta dosis de ingenuidad e incultura para creer en una solución que no tiene base razonable alguna. Detrás de esta ingenuidad existe algo de irresponsabilidad. Es más fácil creer a ciegas que un producto maravilloso producirá la curación total del padecimiento, que someterse a un tratamiento que requiere de esfuerzo constante y de un cambio en el estilo de vida.

Bajo esta atracción por lo irracional subyace también una tradición sociocultural peculiar. Las sociedades hispanoamericanas siempre han sido seducidas por las explicaciones mágicas de la vida y sus circunstancias. Por último, hay un grupo pequeño de personas cuya atracción a la charlatanería se sustenta sobre la base de una oposición al sistema establecido. Rechazan todo lo que tenga que ver con la autoridad, con la medicina ortodoxa, con la industria farmacéutica y con las agencias gubernamentales de salud.

En esta aldea global en que vivimos, sufrimos la masificación de la charlatanería a través de los medios de comunicación.

Un ejemplo es la publicidad, en donde aparecen todo tipo de remedios milagrosos para las más variadas enfermedades.

El mejor recurso contra la charlatanería es la información. Resulta contraproducente que una agencia gubernamental o un colegio médico intente de alguna manera limitar la actuación del charlatán (a menos que su pócima sea claramente tóxica). Esto sería darle armas al curandero para mostrar que los poderosos intereses políticos y económicos conspiran en contra de su maravilloso remedio. También es inútil procurar convencer a los seguidores incondicionales de lo falso del tratamiento predicado por su gurú. Ante la creencia dogmática, no hay argumento científico que valga.

Una persona bien informada hará una valoración crítica de los supuestos tratamientos maravillosos y demandará conocer la base teórica sobre la cual se fundamentan, así como su mecanismo de acción y los estudios que avalen su utilidad y su seguridad.

EN SÍNTESIS

El charlatán es y será un acompañante siniestro de todas las enfermedades crónicas.

Se aprovecha de la desesperación, la ingenuidad o la ignorancia de las pacientes.

El mejor recurso contra la charlatanería es la información y una actitud crítica ante tratamientos supuestamente maravillosos.

CAPÍTULO XXVI

EL PORVENIR

En los últimos años hemos sido testigos de una verdadera revolución en el reconocimiento y en el entendimiento de la fibromialgia. Hay que destacar la labor de las pacientes en esta empresa. En diversas partes del mundo han surgido asociaciones de enfermos que han ayudado a diseminar la problemática del padecimiento. La mayoría de estos grupos de apoyo tienen un carácter no solamente reivindicativo, sino que son fuente fidedigna de información y de apoyo a sus congéneres.

La realidad de la fibromialgia está derrumbando los muros de la ignorancia y del escepticismo. Simplemente, ya no es posible soslayar una condición que quebranta la calidad de vida de un segmento tan importante de la población.

Aunque es riesgoso y aun irresponsable intentar predecir el futuro, se pueden aventurar las siguientes posibilidades: la investigación científica demostrará de manera más definitiva los mecanismos que predisponen, desatan y mantienen la fibromialgia. Esperamos que se corrobore nuestra propuesta de que la disfunción del sistema nervioso autónomo está en el epicentro del padecimiento.

La enfermedad será reconocida con más frecuencia en los años por venir. Tanto médicos como pacientes están cada día más informados respecto de esta patología. Por otro lado, las condiciones ambientales adversas que favorecen el desarrollo del padecimiento no tienen visos de mejoría.

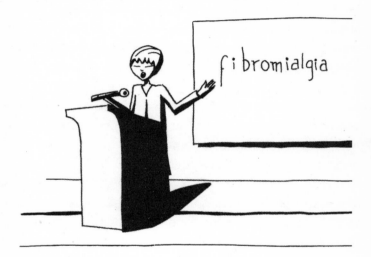

Se definirán mejor las alteraciones genéticas predisponentes. Se terminará con la discusión bizantina acerca de si el padecimiento es físico o mental, para adoptar una postura holista que acepte que el padecimiento es real.

Por medio de estudios genéticos se podrá determinar qué personas corren el riesgo de desarrollar la enfermedad, para después tomar medidas preventivas. Estas medidas estarán encaminadas a mantener el equilibrio armónico de nuestro organismo antes de que se desate el dolor crónico. Se deberán prevenir los vicios derivados del estrés social de la vida moderna, tales como la pérdida de los ciclos armónicos día/noche, las dietas aberrantes y la falta de equilibrio entre trabajo, reposo y ejercicio.

Ante una enfermedad ya instaurada, se definirán, a nivel molecular, las conexiones anormales íntimas que existen entre el sistema nervioso simpático y las vías centrales del dolor. Entonces, se podrán diseñar medicamentos específicos para romper estas conexiones viciosas que perpetúan el padecimiento. Mientras no se encuentre la curación definitiva, los medicamentos, cada vez más efectivos, seguirán siendo solamente una pieza del tratamiento holista. La meta primordial del tratamiento estará encaminada a armonizar el funcionamiento de nuestro principal sistema de equilibrio.

Todo lo anterior sólo será alcanzable por medio de una gran alianza entre pacientes, investigadores y autoridades sanitarias. Todos juntos, mano a mano, utilizando como herramienta la investigación científica, romperán con paradigmas caducos. Ésta es, precisamente, la labor de la investigación científica: acabar con el inmovilismo y avanzar hacia nuevos horizontes del conocimiento. Sólo así se encontrará remedio para este problema fundamental de salud de la mujer contemporánea.

CAPÍTULO XXVII

LA FIBROMIALGIA EN LA VIDA Y EN LA OBRA DE
FRIDA KAHLO

La mexicana Frida Kahlo (1907-1954) fue, sin lugar a dudas, una de las pintoras más intensas y apasionadas del siglo xx. La vida de Frida cambió de manera dramática a los 18 años, cuando sufrió un terrible accidente de tráfico. Un tranvía embistió el autobús en el que ella viajaba. Frida sufrió múltiples fracturas óseas; entre ellas, las de las vértebras lumbares. Un tubo metálico se le clavó en el abdomen. Como consecuencia del accidente estuvo encamada durante varios meses, enyesada con un corsé ortopédico. A partir de entonces, Frida sufrió de intenso dolor generalizado y fatiga constante; estos síntomas permanecieron con ella el resto de su vida.

A lo largo de los años, se formularon diferentes diagnósticos para tratar de explicar sus molestias, tales como tuberculosis y sífilis, pero ninguno de ellos se corroboró. Recibió multitud de tratamientos, tanto por medio de fármacos como los requeridos por el confinamiento prolongado en cama, aprisionada por diversos tipos de corsés. También se sometió a varias operaciones de la columna vertebral, en México y en Estados Unidos. Ninguna intervención mejoró sus dolores.

Frida empezó a pintar durante los prolongados periodos de confinamiento en los que tenía que usar el corsé de yeso. Utilizaba un caballete especialmente diseñado para pintar acostada. Se colocó un espejo en el dosel de su cama para que pudiera mirarse a ella misma y así crear sus autorretratos.

177

Frida describía sus pinturas como "la más franca expresión de mi ser". Sus autorretratos son apasionados. Su temática, el dolor y el sufrimiento. Estas emociones están dramáticamente plasmadas en su pintura al óleo *La columna rota*.

Nuestras investigaciones proponen que Frida padeció de fibromialgia postraumática. Este diagnóstico explicaría el intenso dolor crónico generalizado y también la fatiga persistente que ella sufrió después de su terrible accidente. El diagnóstico de fibromialgia explica, asimismo, la falta de respuesta que tuvo a los tratamientos quirúrgicos. Como se anota en el capítulo VI, la fibromialgia con frecuencia se desata después de un traumatismo físico.

En el *Diario* de Frida hay un dibujo que refuerza nuestra impresión diagnóstica. Se trata de un dibujo hecho a lápiz en donde ella se muestra llorando. Once flechas apuntan a sitios específicos de su cuerpo. Años más tarde se demostró que la mayoría de los sitios señalados en esta imagen de Frida eran, precisamente, los puntos diagnósticos de la fibromialgia. Hay que aclarar que el dibujo en cuestión no es su famosa pintura *El venado herido,* sino un trazo a lápiz que aparece en su *Diario*.

Las pinturas de Frida comunican dolor y padecimiento, con las connotaciones emocionales que refieren frecuentemente las pacientes con fibromialgia para describir su enfermedad.

CAPÍTULO XXVIII

TESTIMONIO DE DOS PACIENTES

A continuación se ofrecen los testimonios de dos personas que padecen fibromialgia, tanto en México como en España. Se han dejado los relatos tal y como fueron enviados; solamente se omitieron algunos nombres propios, con el fin de preservar el anonimato. Son vivencias de mujeres valientes, que han decidido luchar contra su enfermedad y ayudar a otras personas que sufren de una situación similar.

El autor del libro agradece la cooperación de las pacientes. Hay que aclarar que ellas no leyeron con antelación el contenido de la obra; por tanto, su participación de ninguna manera significa un respaldo a las afirmaciones del autor, sino un deseo de ellas para que se avance en el reconocimiento y en el tratamiento de la fibromialgia.

Testimonio : "Érase una vez" (España)

Hace mucho tiempo, en el año 1969, con tan sólo 10 años, yo coleccionaba, como es normal en esta edad, juguetes y muñecas, y, además, también tenía un rosario de informes médicos, pruebas, radiografías y análisis, acumulados a causa de sufrir desagradables pinchazos, electros o consultas, vivencias no deseables en esa corta edad.

Mis recuerdos más marcados del colegio no son los juegos del recreo, ni las complicadas raíces cuadradas, ni los planteamientos filosóficos de Platón, sino la GIMNASIA, asignatura que despertaba en mí un gran temor, pues era como entrar en una sala de torturas. Mientras mis compañeros se divertían dando volteretas, colgándose de las espalderas o haciendo carreras, yo no entendía por qué a mí todo aquello tan divertido me suponía un gran esfuerzo, cansancio y mucho dolor.

Cuando eres una niña y le dices a tu madre que la ropa te hace daño, te aprieta, que los zapatos "te duelen", y que, además, tienes fuertes dolores de cabeza, dolor en la espalda, los brazos, las piernas... en fin, te duele todo el cuerpo, y los médicos no encuentran causas objetivas, empiezas a escuchar cosas como éstas: "la niña es muy nerviosa", "no tiene nada, será que quiere llamar la atención", "está creciendo". Comentarios todos ellos muy duros, cuando con tu corta edad te enfrentas a un mundo de adultos en el que tienes que hacer valer tu credibilidad.

Afortunadamente, mi entorno en ningún momento dudó de mi palabra, porque aunque era verdad que yo era una niña activa y que estaba creciendo, eso no justificaba el sufrimiento al que me enfrentaba día a día. Mi mejor medicina en esta etapa fue el apoyo incondicional de mi familia, con el que conté para seguir llevando una vida "normal". Continué con mis estudios, a pesar de quedarme doblada delante de los libros o de no poder ni sostener el lapicero, y salía con mis amigos, aunque mis ritmos, la mayoría de las veces, no coincidían con los suyos.

181

Todavía era demasiado joven para comprender una lección que aprendería más tarde en la vida, y que no es otra que saber que es posible tener nuevos compañeros y conocidos a tu alrededor, aunque a tu lado, cuando hay problemas, sólo permanecerán unos pocos, pero buenos amigos. Si bien también es necesario implicarse de forma personal para mantener viva esa relación y no dejar que se alejen con la excusa de la enfermedad.

Con el paso del tiempo, continuó mi vida, me incorporé al mundo laboral, formé mi propia familia y procuré seguir mi vida social. Todo esto lo intercalaba con la mayor dignidad posible, con mis visitas a especialistas médicos para intentar paliar el deterioro que paulatinamente menguaba mi salud. En el año 1979 contaba ya con un diagnóstico de lo que me pasaba, tenía "un pinzamiento de un nervio" que me afectaba todo el cuerpo, motivo por el que seguía los tratamientos que se me recomendaban, que de forma genérica eran analgésicos, antiinflamatorios, ejercicios físicos, infiltraciones y un horroroso corsé con estructuras metálicas, para así enderezar mi columna.

Con veintitantos años, la situación poco a poco se agudizó, era como estar metida en una campana de resonancia dentro de la que todo toma unas dimensiones desproporcionadas, como estar subida en una montaña rusa donde los brotes de dolor vienen y van, y además, mientras todo esto va sucediendo, se añaden a los síntomas ya existentes otros nuevos, hasta el momento desconocidos. Intentas que nada de esto afecte el funcionamiento normal de tu vida, cuestión que es muy difícil de conseguir, porque el deterioro empieza a hacer mella. Escuchaba una y mil veces a los médicos decir que un pinzamiento no justificaba que me levantase con la sensación de no haber dormido, como si me hubiera pasado un camión por encima, o que sintiera dolor por el simple roce de las sábanas. Y tampoco entendían que tuviera que afrontar como grandes retos cosas tan cotidianas como puedan ser: vestirme, asearme, coger una taza o abrir el bote del café, batir un huevo y, ya no digamos, dar la vuelta a la tortilla, tortilla a la que empecé a dar un toque de sabor especial, sazonándola con lágrimas que me salían del alma.

Llegados a este punto, quiero hacer mención del gran esfuerzo económico que supuso en mi caso y, me imagino que en muchos más, la búsqueda de soluciones, puesto que al amparo de los dichos populares de que "la salud no tiene precio" o de que "por la salud, lo que haga falta", la desesperanza, tanto personal como familiar, hizo que buscásemos no sólo los tratamientos de la medicina pública y la privada, sino que también emprendiéramos nuestro particular peregrinaje por homeópatas, acupunturistas, naturistas, curanderos, etc. Obtuve resultados muy diversos, a veces mejoraba algunos aspectos de mi salud, pero nunca conseguí mejorar por completo esa "enfermedad fantasma", de la que yo era muy consciente que tenía, y que lamentablemente todo el mundo parecía pensar que sólo me afectaba a mí.

Las visitas a los médicos aumentaban, y también las medicaciones y las pruebas cruentas (electromiogramas, biopsias, punciones medulares...) y las aparentemente inevitables operaciones quirúrgicas, a las que me sometí con la esperanza de que estas intervenciones solucionaían, o al menos paliaran, mis problemas de salud.

183

La gran decepción llegó después, no sólo cuando me di cuenta de que esto no es así, sino que te ves en una silla de ruedas, después con muletas, después la cojera, es decir, que viví un largo proceso de recuperación para intentar recobrar la situación que tenía antes de la operación, pero eso nunca más fue así. Este proceso, como en tantas ocasiones, lo superé por el esfuerzo, el tesón y mi convencimiento de que hay que salir adelante cueste lo que cueste. La vida sigue y está llena de demasiadas cosas que pueden resultar gratificantes, como para centrarme "sólo" en los problemas de salud.

Aprendí que tenía la necesidad de "redefinir mi vida", buscar otras alternativas, generar nuevas capacidades que, en algunos casos, no sabía ni que las tenía.

Como es lógico, me tengo que adaptar a una extensión determinada en este artículo, y les puedo asegurar que me faltarían páginas para explicar lo que significó y sigue significando "redefinir mi vida". No es una cuestión banal, es muy duro generar esos cambios internos, y no dejar que el desánimo se apodere de ti. Es importante contar con un buen anclaje, con los apoyos del entorno, de tu gente, que en mi caso me alientan y me valoran como persona por encima de otras consideraciones.

Antes comentaba lo que significaba en las actividades más personales vivir con esta enfermedad, pero permítanme ahora aportar algunos ejemplos que también reflejan la incidencia de la misma en otro orden de cosas, como cuando alguien te saluda cordialmente y sientes que te destrozan el brazo, o el horror que se vive en el transporte público... Podríamos decir que te sientes como esos juguetes que tanta gracia les hacen a los niños, los tentetiesos, golpeándote contra las otras personas o las barras, sin poderte sujetar por el dolor, la contractura, la rigidez o el agotamiento, pero claro, a nosotros no nos hace ninguna gracia, y además, cuando acudes al médico, tienes que observar atónita cómo te dice delante de tu acompañante que esto se te pasa saliendo al cine, o bien, entra en una contradicción dialéctica a la vez que te dice que esto no es motivo de baja laboral, te prohíbe cargar cosas pesadas pero al mismo tiempo que te recomienda ejercicio físico, te niega el acceso a la rehabilitación del sistema sanitario, donde no pretendes "instalarte", sino simplemente que un profesional calificado te oriente adecuadamente para realizar los ejercicios sin perjudicarte.

Pero en este calvario de espinas y rosas empecé a perder independencia, también perdí mi trabajo después de veintitantos años de servicio en una empresa, y con él, los derechos adquiridos durante muchos años, no sin antes pasar por situaciones de humillación de esos pretendidos compañeros que burlonamente comentan a tus espaldas cosas como "con esa pinta, cualquiera lo diría", "pero si dolor tenemos todos... a mí me dolía una...", etc. En fin, me imagino que nada diferente al resto de personas con fibromialgia, porque ya a estas alturas de mi vida me habían dado un nuevo diagnóstico; según los médicos, padecía un reumatismo crónico llamado *fibrositis*, que después cambiarían por el de *fibromialgia*, pero curiosamente en este caso, también, se producía una asimetría entre el reconocimiento de hecho y el de derecho.

La aparición de un diagnóstico firme en mi vida me hizo albergar esperanzas, puesto que ya sabía qué enfermedad tenía, estaba dispuesta y preparada a plantarle cara, a conocerla a fondo y a vencerla, o al menos a convertirla en una compañera de viaje, a la que fuera yo, en todo momento, la que le marcase los límites de intromisión en mi vida. Pero, ¡ay, señores!, cuán equivocada estaba. Si de pequeña me tuve que enfrentar a un mundo de mayores para hacer valer mi credibilidad infantil, ahora, desde la madurez, como persona adulta, tomaba conciencia de que la realidad social, laboral, jurídica, institucional, sanitaria y personal, en relación con esta enfermedad, tomaba una posición de marginación, de incredulidad, de falta de respeto, de inconsistencia legal, de menosprecio, de desamparo... y podría seguir con infinidad de calificativos que describirían la realidad del sistema social al que me he tenido que enfrentar como enferma de fibromialgia en España.

En el año 1994, mientras esperaba mi consulta en el pasillo de un hospital, tuve la suerte de conocer a otras personas, que, como yo, estaban diagnosticadas de fibromialgia. Fue un día importante no sólo porque había dejado de ser un "bicho raro", sino también porque allí surgió la idea de unirnos, de formar una asociación y, en la medida de nuestras posibilidades, ayudar a otras personas, para que no tuvieran que pasar por ese sufrimiento añadido a la enfermedad, generado por un cúmulo de circunstancias que lo hacen tan gratuito como innecesario. El embrión que allí se gestó hoy es Afibrom, Asociación de Fibromialgia de la Comunidad de Madrid, y esas primeras intenciones se han visto ampliadas con otros objetivos en los que se sigue actuando, y aunque sería injusto por mi parte no reconocer que la situación en estos años no ha avanzado, no es menos cierto que siguen existiendo importantísimas carencias en las que debemos seguir trabajando.

A lo largo del duro proceso de constitución de nuestra asociación, tuvimos apoyos de personas del ámbito sanitario e institucional, sin los que no hubiera sido posible nuestra andadura. No los nombro por miedo a olvidar a alguno, pero desde aquí, mi más sincero reconocimiento a todos ellos, y además lo hago en un doble sentido, puesto que, independientemente de las motivaciones que cada uno tuviera para apoyarnos, sobre todo en los primeros momentos, también fue duro para estos profesionales tenerse que enfrentar a las reticencias de sus compañeros y del propio sistema, que ha padecido durante muchos años lo que yo denomino el "Síndrome del Avestruz": han escondido la cabeza, han utilizado su poder para ignorarnos. Motivos éstos por los que yo animo a las personas a unirse, a tomar parte activa en una tarea que fomente la justicia social hacia nuestro colectivo, en el que afortunadamente, poco a poco, se va entendiendo que los enfermos no somos el enemigo, que la fibromialgia no debe ser un cajón de sastre, ni tampoco convertir este diagnóstico en una cuestión de fe. Es fundamental que el afrontamiento de esta patología se haga de forma multidisciplinar, pero contando con los enfermos, puesto que en la puesta en común de las ideas y en el diálogo será donde encontremos la vía para argumentar verdaderos y efectivos planes nacionales de acción para combatir la fibromialgia.

> Cualquier intento de un individuo
> por resolver lo que a todos concierne
> está condenado al fracaso.
> Friederich Dürrematt

Teresa Martín de los Reyes. Madrid.

Testimonio : "Lo que fue para mí la fibromialgia" (México)

Esto comenzó una mañana hace cuatro años y medio, cuando al despertarme sentí un fuerte dolor de cuello. Pensé que había dormido mal y me levanté creyendo que pronto pasaría, pero, al contrario, el dolor se iba incrementando, y una pastilla para el dolor muscular no me hizo nada, y a este dolor se empezaban a añadir otros malestares, como dolor de todo el cuerpo, mareo, náuseas, dolor de cabeza intenso... Seguía pensando que todo iba a pasar en cualquier momento, ya que era una persona que gozaba de muy buena salud.

Cuando llegué con mi familia al club donde íbamos a pasar el día, tuve que ir al servicio médico. El doctor me dijo que parecía una infección que empezaba, que a lo mejor algo que comí me había caído mal, que me recomendaba hacerme unos análisis (biometría hemática).

Cuando salí del consultorio, nos fuimos a las albercas. Allí me quedé con mis dos hijos menores, y mi esposo se fue con mi hijo mayor a jugar fútbol. Estaba yo sentada viendo a mis hijos cuando tuve que correr al baño porque me vino un fuerte vómito; cuando salí del baño, tuve que pedir ayuda para que fueran a buscar a mi esposo, porque a mí me daba todo vueltas. Llegó mi esposo junto con el doctor; éste me inyectó un fármaco que hizo que se me calmara el vómito, y me quedó un fuerte dolor de cabeza, cuello y pesadez en todo el cuerpo.

Nos fuimos a casa y me quedé dormida. Sentía un frío que no se me quitaba ni tapándome, el dolor de cabeza era muy fuerte y con aspirinas sólo logré disminuirlo un poco.

Al día siguiente ya no tenía el dolor de cuello, ni vómito; sólo sentía una pesadez en todo el cuerpo, y la cabeza la tenía dolorida, así que creí que efectivamente algo me había caído mal, pero mi esposo insistió en que me hiciera unos análisis, como lo había recomendado el médico del club.

El lunes, mi esposo me obligó a ir a que me hicieran los análisis; para entonces ya me sentía mejor, sólo estaba un poco débil. En cuanto nos entregaron los análisis, decidimos ir al doctor, un internista amigo nuestro. Pensé que ya todo iba a estar bien, y creí en ese momento que era una exageración estar en su consultorio. Nunca imaginé lo que vendría.

El doctor empezó a revisar los análisis, y todo parecía más o menos normal hasta que llegamos al renglón de los leucocitos. Le sorprendió lo bajos que estaban, llamó al hematólogo, el cual sugirió que me repitiera los análisis y que me hiciera un *Torch*, estudio donde salen algunos virus, infecciones presentes o pasadas.

Al doctor se le veía preocupado, mi esposo y yo no sabíamos que ése sería el comienzo de una serie de análisis cuyos resultados no explicarían mis síntomas.

El doctor recomendó que no saliera a ningún lado hasta saber por qué los leucocitos estaban tan bajos, ya que podía contraer alguna infección.

Al día siguiente me entregaron la nueva biometría. Estaba temerosa de que los leucocitos siguieran bajando; afortunadamente, estaban subiendo, aunque todavía no estaban en el rango normal. El resultado del *Torch* reflejó la presencia del virus de Epstein Barr, y todo lo demás, dentro del rango normal. El doctor comentó que tuve un virus, pero que actualmente ya no lo tenía, y como mis síntomas fuertes ya habían desaparecido, no había más que hacer, él esperaba que todo quedara allí.

De junio a noviembre todo fue bien; a finales de diciembre comencé a sentirme cansada, pero nada grave; en enero, el cansancio se hizo mayor: tenía que hacer un esfuerzo para levantarme, bañarme, atender a mis hijos y para realizar mis actividades normales; comencé a disminuirlas porque me daba cuenta de que no podía con el ritmo normal.

Dejé de hacer ejercicio, hacía la compra por teléfono, porque ir al súper me agotaba mucho; no tenía la fuerza física, pero tampoco el ánimo, para salir.

Un día, cuando conducía, tuve la sensación de que los coches se me venían encima, y en algunas ocasiones, por fracciones de segundo, la sensación de no saber dónde estaba, la memoria inmediata me fallaba, decía una palabra cuando quería decir otra. Recuerdo que en una ocasión estaba en un curso, tomando una clase, y me llamaron para decirme que mi hijo se había lastimado el brazo y que mi hermano lo iba a llevar al doctor. Cuando regresé a la clase y traté de seguir tomando apuntes me di cuenta de que estaba escribiendo las palabras mal. Todos estos síntomas ahora los puedo ver, pero en ese momento me causaban una gran confusión, enojo y tristeza.

Los síntomas aumentaban y me sentía cada vez peor; estaba muy irritable, poco paciente y muy confundida. Aunque mi vida seguía más o menos normal, yo sabía que algo estaba pasando en mí, y no era normal todo lo que sentía.

Mi esposo, en enero, me propuso que nos fuéramos de viaje para que pudiéramos descansar. Yo no tenía ningún entusiasmo sino que, al contrario, me agotaba sólo pensar en tener que viajar, pero veía la disposición de mi marido por tratar de que yo estuviera mejor, así que nos fuimos. Cuando llegamos a la playa, yo tenía una fuerte gripe, así que apenas comí, dormí todo el día y toda la noche sin interrupción. Al día siguiente, la gripe no había mejorado, y me seguía sintiendo cansada a pesar de haber dormido todo el día anterior. Al tercer día tenía vómitos, y mi cansancio no cedía; aun con estos malestares, había momentos en que me sentía un poco mejor y teníamos la oportunidad de nadar, jugar al tenis, andar en bici, pero me sentía como si la poca pila que había cargado se fuera acabando, y cada vez me costaba más trabajo volver a cargarla.

Cuando regresamos del viaje me sentía físicamente peor, pero ahora sentía un gran remordimiento... ¿Cómo le decía yo a mi esposo que después del viaje y de haber descansado, supuestamente, seguía cansada? Además, yo comentaba mis males y trataba de describir el cansancio que tenía, pero no se me notaba enferma.

En febrero, mi esposo concertó una cita con mi ginecólogo, para ver si él me podía ayudar, ya que las cosas cada vez estaban peor en cuanto a mi salud, pero también el ambiente en mi casa era muy tenso, pues la mamá y la esposa de siempre ya no era la misma.

Al ginecólogo le llevé los estudios que hasta entonces tenía. El doctor me revisó y me dijo que todo estaba bien (yo pensaba: "cómo todo bien, si yo me siento cada vez peor"). Me remitió a un internista para que él viera los estudios que llevaba. Decidimos ir a verlo antes de ver al hematólogo que nos había recomendado el primer internista, ya que él nos había dicho que me tenían que hacer una biopsia de médula para saber por qué los leucocitos estaban tan bajos; entonces, antes de hacer esto, queríamos otra opinión.

Esta visita con el segundo internista no sirvió de nada, ya que el doctor, después de hacerme una serie de estudios, no tenía ni idea de lo que tenía, y le pareció que lo que me hacía falta era vitamina B_{12}, y me recetó que me inyectara una cada tres días. Me empecé a poner las ampolletas y no sentía ninguna mejoría; al contrario, las cosas iban peor. Mi esposo estaba angustiado por lo que podría tener, y no entendía por qué, si ya me estaban dando tratamiento, no mejoraba. Yo estaba muy irritable, y mi esposo y yo discutíamos por todo. Me sentía como en una olla a presión que iba a explotar; anímica y físicamente sentía que en cualquier momento me iba a quedar tirada y ya no tendría fuerza para levantarme.

Cuando iba en la sexta inyección de B_{12} y sin ninguna mejoría, comencé a sentir dormidas las piernas y comezón en todo el cuerpo. Llamé al doctor que me había recetado las inyecciones, pero estaba fuera de México, así que acudí con el primer internista que encontré. Él me comentó que probablemente había tenido una reacción alérgica a la vitamina; me mandó una pastilla, pero antes de tomármela me empecé a sentir peor, y ahora tenía también la cara adormecida. Llamé a mi esposo y nos fuimos al consultorio del primer internista; en el trayecto al hospital yo pensaba: "ojalá ya me encuentren algo o me dejen en el hospital hasta que sepan qué tengo; ya no tengo más fuerza física ni emocional para seguir".

El doctor me revisó; me dijo que, efectivamente, tenía una reacción alérgica, y nos comentó que no siguiéramos perdiendo el tiempo, que ni él ni otro internista nos podían dar un diagnóstico, y nos sugirió que fuéramos al hematólogo. Salimos del consultorio con los datos del médico; yo estaba desesperada y cada vez más débil.

Concerté la cita con el hematólogo sin ninguna esperanza, ya que sabía lo que iba a pasar: llegar al consultorio, hablarle al doctor de mis síntomas, el doctor escribiría una receta con todos los estudios que me tenía que hacer, esperar a tener los análisis para pedir una nueva cita... y esto cada vez me hacía sentir más frustrada, pero no tenía otra alternativa, así que con todo y mi frustración, nos fuimos a la consulta.

En esta consulta todo empezó igual que en las otras: decirle al doctor mis síntomas. Le comenté, con lágrimas en los ojos y más desesperada que nunca, que era tremendo tener que seguir haciendo mis cosas, porque mis actividades seguían siendo las mismas pero mi energía cada vez era menos.

Después de que el doctor escuchó mis síntomas y revisó mis estudios, me dijo: "¿Sabes lo que tienes?". Yo, sin pensarlo, dije: "una depresión, o estoy a punto de volverme loca". Él sonrió y me dijo: "Lo que tienes es fatiga crónica". Me sentí bien cuando lo escuché. Por fin escuchaba un diagnóstico, y no sonaba tan mal —por lo menos, no grave—; por el nombre, parecía que descansando todo volvería a la normalidad. Para mi sorpresa, no fue así, pero de todos modos me sentí con un peso menos; al fin sabía que todos mis síntomas tenían un nombre.

El final de la consulta no fue muy diferente al de las demás consultas, salí con una receta donde me indicaban los análisis que me tenía que hacer para descartar cualquier otra enfermedad y poder confirmar el diagnóstico de síndrome de fatiga crónica.

Cuando tuvimos la siguiente cita con el hematólogo, ya con los resultados de los análisis, el doctor dijo que por el cansancio parecía síndrome de fatiga crónica, pero que mis dolores no correspondían al síndrome de fatiga, así que me recomendaba ver a un reumatólogo. Lo fui a ver y me dijo que tenía fibromialgia.

La diferencia entre la fatiga crónica y la fibromialgia es que, en el caso de la primera, es más cansancio, y fibromialgia es más el dolor. Así es como llegué al diagnóstico de fibromialgia.

Al día siguiente de la consulta, mi esposo ya se había metido en Internet para conocer más acerca de la enfermedad. Cuando se informó de lo que es la enfermedad y leyó los testimonios de gente que la padecía, entendió de lo que yo le hablaba. Él se sintió culpable por no haber entendido desde un principio lo que yo sentía, pero le dije que no era culpa suya, que cómo iba a entender algo que ni yo misma, que lo padecía, lo entendía. Todo esto sirvió para que nos desahogáramos y tuviéramos un entendimiento que hacía meses no teníamos.

En ese momento en que mi esposo empezó a entender, puedo decir que se me quitaron, por lo menos, 40 por ciento de mis síntomas, síntomas como angustia, depresión, irritabilidad, tristeza, aunque el cansancio y los dolores no cedían. Ahora me sentía realmente acompañada en mi enfermedad; aunque mi esposo siempre me acompañaba a todas las citas, ahora era diferente, era una sensación de "te entiendo, estamos juntos y juntos vamos a salir adelante". Fue cuando me fui dando cuenta de que me afectaba mucho el estrés y de que, mientras tuviera un estado de ánimo favorable, podía ser más fácil salir de la crisis de dolor y de cansancio.

Con el apoyo de mi marido, de mis hijos y de mi familia, pude encontrar la mejor medicina que un paciente con fibromialgia necesita: amor, comprensión, empatía, que si bien no quitan los síntomas, los hacen más llevaderos.

Yo realmente admiro la forma en que mi marido ha entendido esta enfermedad.

Para este padecimiento no hay medicina que cure los síntomas; entonces fue cuando supe que la mayor parte de mi mejoría estaría en mí.

Al salir del consultorio, le dije dos cosas a mi marido:

1. "Algo bueno tengo que sacar de todo esto."
2. "Me dio mucho gusto conocer a alguien que me pudiera dar un diagnóstico."

Al fin salía de un consultorio sin una lista de análisis por realizarme y con un nombre para todos mis síntomas.

Ahora ya tenía un diagnóstico, pero tendría que entender que no hay ningún tratamiento que pueda seguir, dado por el médico, así que tendría que trabajar mucho en mí:

- Tener una actitud siempre positiva.
  Nunca alejar de mi mente la certeza de que me voy a curar, no sé cuándo ni cómo, pero sé que sucederá.
- Saber pedir ayuda cuando la necesite.
  Esta parte tuve que trabajarla mucho, ya que por mi forma de ser no me gustaba depender de los demás.
- Saber lo que soy.

Lo que soy: esta enfermedad no me lo iba a quitar, se podría haber llevado parte de mi energía y dejarme un cuerpo adolorido, pero eso no soy yo. Mis valores, creencias, actitud, corazón, alma, voluntad están intactos, y me ayudaron a salir adelante.

Tengo que poner de mi parte, ahora tengo menos energía que brindar a mi familia, pero debo mostrarles otras cosas como tiempo para escucharlos, creatividad, disposición para estar con ellos.

Porque ya no seré la persona que fui, porque puedo mejorar.

Mónica Herrera. Distrito Federal.

BIBLIOGRAFÍA

Alnigenis, M. N. y P. Barland, "Fibromyalgia Syndrome and Serotonin"; en *Clin. Exp. Rheumatol.*, núm. 19, 2001, pp. 205-210.

Barkhuizen, A., "Rational and Targeted Pharmacologic Treatment of Fibromyalgia"; en *Rheum. Dis. Clin. North Am.*, núm. 28, 2002, pp. 261-290.

Bennett, R. M., "Adult Growth Hormone Deficiency in Patients with Fibromyalgia"; en *Curr. Rheumatol. Rep.*, núm. 4, 2002, pp. 306-312.

Bennett, R. M., "Fibromyalgia and the Disability Dilemma. A New Era in Understanding a Complex, Multidimensional Pain Syndrome"; en *Arthritis Rheum.*, núm. 39, pp. 1,627-1,634.

Bennett, R. M., "Rational Management of Fibromyalgia"; en *Rheum. Dis. Clin. North Am.*, núm. 28, 2002, pp. 13-15.

Berman, B. M., E. Gournelos y G. T. Lewith, *Complementary and Alternative Medicine;* en Hochberg, M. C. (ed.), *Rheumatology,* Londres, Mosby, 3a. ed., 2003, pp. 505-516.

Bunge, M., *La ciencia. Su método y su filosofía,* México, Nueva Imagen, 10a. ed., 1994.

Burckhardt, C. S., "Nonpharmacologic Management Strategies in Fibromyalgia"; en *Rheum. Dis. Clin. North Am.,* núm. 28, 2002, pp. 291-304.

Clauw, D., *Fibromyalgia and Diffuse Pain Syndromes;* en Klippel, J. H. (ed.), *Primer on the Rheumatic Diseases,* Atlanta, The Arthritis Foundation, 12a. ed., 2001, pp. 188-193.

Crofford, L. J., S. R. Pillemer, K. T. Kalogeras, *et al.,* "Hypothalamic-Pituitary-Adrenal Axis Perturbations in Patients with Fibromyalgia"; en *Arthritis Rheum.,* núm. 37, 1994, pp. 1,583-1,592.

De Smet, P., "Herbal Remedies"; en *New England Journal of Medicine,* núm. 347, 2002, pp. 2,046-2,050.

Edzard, E., "Are we all Quacks?"; en *Arch. Fam. Med.,* núm. 6, 1997, pp. 389-395.

Elenkov, I. J., R. L. Wilder, G. P. Chrousos y E. S. Vizi, "The Sympathetic Nerve. An Integrative Interface Between

Two Supersystems: the Brain and the Immune System"; en *Pharmacol Rev.*, núm. 52, 2000, pp. 595-638.

Giovengo, S. L., I. J. Russell y A. A. Larson, "Increased Concentrations of Nerve Growth Factor in Cerebrospinal Fluid of Patients with Fibromyalgia"; en *J. Rheumatol.*, núm. 26, 1999, pp. 1,564-1,569.

Goldenberg, D. L., *Fibromyalgia and Related Syndromes;* en Hochberg, M. C. (ed.), *Rheumatology*, Londres, Mosby, 3a. ed., 2003, pp. 701-710.

Gursoy, S., E. Erdal, H. Herken, *et al.*, "Significance of Catechol-O-Methyltransferase Gene Polymorphism in Fibromyalgia Syndrome"; en *Rheumatol. Int.*, núm. 23, 2003, pp. 104-107.

Holdcraft, L. C., N. Assefi, y D. Buchwald, "Complementary and Alternative Medicine in Fibromyalgia and Related Syndromes"; en *Best Pract. Res. Clin. Rheumatol.*, núm. 17, 2003, pp. 667-683.

Inacini, F. y M. B. Yunus, "History of Fibromyalgia. Past to Present"; en *Current Pain Headache Rep.*, núm. 5, 2004, pp. 369-378.

Kooh, M., M. Martínez Lavín, S. Meza, A. Martín del Campo, A. G. Hermosillo, C. Pineda, A. Nava, M. C. Amigo y R.

Drucker Colín, "Concurrent Heart Rate Variability and Polysomnography Analyses in Patients with Fibromyalgia"; en *Clin. Exp. Rheumatol.*, núm. 21, 2003, pp. 529-530.

Korszun, A., "Sleep and Circadian Rhythm Disorders in Fibromyalgia"; en *Curr. Rheumatol. Rep.*, núm. 2, 2000, pp. 124-131.

Lefkowitz, R. J., B. B. Hoffman y P. Taylor, *Neurotransmission. The Autonomic and Somatic Nervous System;* en Hardman J. G. y L. E. Limbird, *Goodman & Gilman"s The Pharmacological Basis of Therapeutics,* Nueva York, McGraw-Hill, 9a. ed., 1996, pp. 105-140.

Liedberg, G. M. y C. M. Henriksson, "Factors of Importance for Work Disability in Women with Fibromyalgia: an Interview Study"; en *Arthritis Rheum.*, núm. 47, 2002, pp. 266-274.

Martínez Lavín M., "Dysautonomia in Gulf War Syndrome and in Fibromyalgia"; en *American Journal of Medicine,* núm. 118, 2005, p. 446.

—— "A Novel Holistic Explanation for the Fibromyalgia Enigma. Autonomic Nervous System Dysfunction"; en *Fibromyalgia Frontiers*, núm. 10, 2002, pp. 3-6. http://www.fmpartnership.org/Lavin article.htm

—— "Autonomic Nervous System in Fibromyalgia"; en *J. Musculoskel Pain,* núm. 10, 2002, pp. 221-228.

201

—"Biology and Therapy of Fibromyalgia. Stress, the Stress Response System, and Fibromyalgia"; en *Arthritis Res. Ther.* núm. 9, 2007, pp. 216-220.

—*"Fibromialgia"*; en Martínez Elizondo (ed.), *Introducción a la reumatología,* Ciudad de México, Colegio Mexicano de Reumatología, 3a. ed., 2003, pp. 79-83.

—"Fibromyalgia as a Sympathetically Maintained Pain Syndrome"; en *Curr. Pain Headache Rep.,* núm. 8, 2004, pp. 385-389.

—"Fibromyalgia is a Neuropathic Pain Syndrome"; en *J Rheumatol* núm. 33, 2005, pp. 827-828.

—"Is Fibromyalgia a Generalized Reflex Sympathetic Dystrophy?"; en *Clin. Exp. Rheumatol.,* núm. 19, 2001, pp. 1-3.

—"La fibromialgia y el sistema nervioso autónomo"; en *Gac. Med. Mex.,* núm. 138, 2002, pp. 55-56.

—"Management of Dysautonomia in Fibromyalgia"; en *Rheum. Dis. Clin. North Am.,* núm. 28, 2002, pp. 379-387.

—"Overlap of Fibromyalgia with Other Medical Conditions"; en *Curr. Pain Headache Rep.,* núm. 5, 2001, pp. 347-350.

Martínez Lavín, M., A. G. Hermosillo, "Autonomic Nervous System Dysfunction May Explain the Multi-System Features of Fibromyalgia"; en *Semin. Arthritis Rheum.*, núm. 29, 2000, p. 197.

Martínez Lavín, M., A. G. Hermosillo, C. Mendoza, *et al.*, "Orthostatic Sympathetic Derangement in Individuals with Fibromyalgia"; en *J. Rheumatol.*, núm. 24, 1997, p. 714.

Martínez Lavín, M., A. G. Hermosillo, M. Rosas y M. E. Soto, "Circadian Studies of Autonomic Nervous Balance in Patients with Fibromyalgia. A Heart Rate Variability Analysis"; en *Arthritis Rheum.*, núm. 41, 1998, p. 1,966.

Martínez Lavín, M., Infante O. Lerma C., "Hypothesis: The Chaos and Complexity Theory May Help our Understanding of Fibromyalgia and Similar Maladies"; en *Semin. Arthritis Rheum.* 2007.

Martínez Lavín, M., León, A. G. Hermosillo, C. Pineda y M. C. Amigo, "The Dysautonomia of Fibromyalgia May Simulate Lupus"; en *J. Clin. Rheumatol.*, núm. 5, 1999, p. 332.

Martínez Lavín, M., M. C. Amigo, J. Coindreau y J. Canoso, "Fibromyalgia in Frida Kahlo"s Life and Art"; en *Arthritis Rheum.*, núm. 43, 2000, p. 708. http://www.myalgia. com/Frida article by Lavin.html

Martínez Lavín, M., Ramos Kuri, M., Hernández, F. Rivera M., Amezcua L. Vintimilla J. Granados J. Springall R. Bojalil R., "Exploring a Genomic Basis for Fibromyalgia"s Dysau-

203

tonomic Nature: Catechol-O-Methyl Transferase (COMT) Val-158-Met Polymorphism"; en *Arthritis Rheum.*, núm. 50, 2004, p. S249.

Martínez Lavín, M., S. López, M. Medina, y A. Nava, "The Use of the Leeds Assessment of Neuropathic Symptoms and Signs (LANSS) Questionnaire in Patients with Fibromyalgia"; en *Semin. Arthritis Rheum.*, núm. 32, 2003, pp. 407-411.

Martínez Lavín, M., Vidal, M., Barbosa, R. E., Pineda, C., Casanova, J. M. y A. Nava, "Norepinephrine-Evoked Pain in Fibromyalgia. A Randomised Pilot Study (ISCRTN 70707830)"; en *BMC Musculoskel Disord,* núm. 3, 2002, p. 2. www.biomedcentral.com/1471-2474/3/2.

McLachlan, E. M., Jäning, W., Devor, M. y M. Michaelis, "Peripheral Nerve Injury Triggers Noradrenergic Sprouting Within Dorsal Root Ganglia"; en *Nature,* núm. 363, 1993, pp. 543-546.

McWhinney, I. R., Epstein, R. M. y T. R. Freeman, "Rethinking Somatization"; en *Ann. Intern. Med.,* núm. 126, 1997, pp. 747-750.

Moldofsky, H., "Sleep and Pain"; en *Sleep Med. Rev.,* núm. 5, 2001.

Mountz, J. M., Bradley L. A., Modell J. G., *et al.,* "Fibromyalgia in Women. Abnormalities of Regional Cerebral Blood

Flow in the Thalamus and the Caudate Nucleus are Associated with Low Pain Threshold Levels"; en *Arthritis Rheum.* núm. 38, 1995, pp. 926-938.

Passard, A., Attal N., Benadhira R., *et al.,* "Effects of Unilateral Repetitive Transcranial Magnetic Stimulation of the Motor Cortex on Chronic Widespread Pain in Fibromyalgia"; en Brain (Adelanto electrónico)

Russell, I. J., Orr, M. D., Littman, B., Viprao, G. A., Alboukrek, D., Michalek, J. E., *et al.,* "Elevated Cerebro Spinal Fluid Levels of Substance P in Patients with the Fibromyalgia Syndrome"; en *Arthritis Rheum.,* núm. 37, 1994, pp. 1,595-1,601.

Silver, D. S. y D. J. Wallace, "The Management of Fibromyalgia-Associated Syndromes"; en *Rheum. Dis. Clin. North Am.,* núm. 28, 2002, pp. 405-410.

Staud R., "Biology and Therapy of Fibromyalgia: Pain in Fibromyalgia Syndrome"; en *Arthritis Res Ther.,* núm. 8, 2006, pp. 208-214.

Staud, R., Vierck, C. J., Cannon, R. L., *et al.,* "Abnormal Sensitization and Temporal Summation of Second Pain (Wind-Up) in Patients with Fibromyalgia Syndrome"; en *Pain,* núm. 91, 2001, pp. 165-175.

Turner, J., Deyo, R., Loesser, J., *et al.,* "The Importance of Placebo Effects in Pain Treatment and Research"; en *JAMA,* núm. 271, 1994, pp. 1,609-1,614.

Vaeroy, N., Helle, R., Foore, O., Kas, E. y L. Terenius, "Elevated CSF Levels of Substance P and High Incidence of Raynaud Phenomenon in Patients with Fibromyalgia: New Features for Diagnosis"; en *Pain,* núm. 32, 1988, pp. 21-26.

Wayne, J., "Alternative Medicine. Learning from the Past, Examining the Present, Advancing to the Futute"; en *JAMA,* núm. 280, 1998, pp. 1,616-1,618.

Williams D.A., Gracely L.H., "Biology and Therapy of Fibromyalgia. Functional Magnetic Resonance Imaging Findings in Fibromyalgia "; en *Arthritis Res. Ther.,* núm. 8, 2006, pp. 224-228.

Wolfe, F., Smythe, H. A., Yunus, M. B., *et al.,* "The American College of Rheumatology 1990 Criteria for the Classification of Fibromyalgia: Report of the Multicenter Criteria Committee"; en *Arthritis Rheum.,* núm. 33, 1999, pp. 160-171.

Woolf, C. J., "Pain: Moving from Symptom Control Toward Mechanism-Specific Pharmacologic Management"; en *Ann. Intern. Med.,* núm. 140 (6), 2004, pp. 441-451.

Zubieta, J. K., Heitzeg, M. M., Smith, Y. R., *et al.,* "COMT Val-158-Met Genotype Affects Mu-Opioid Neurotransmitter Responses to a Pain Stressor"; en *Science,* núm. 299, 2003, pp. 1,240-1,243.

Esta obra se terminó de imprimir en los talleres de
Grupo Art Graph, S.A. de C.V.
Av. Peñuelas 15-D, Col. San Pedrito Peñuelas,
C.P. 76148,Querétaro. Qro. Tel.: (442) 220 8969